Praxis
Kinesiologie
VAK

Jane Thurnell-Read

Nahrungsmittel und Nährstoffe effizient austesten

Individuelle Ernährungsberatung in der Kinesiologie

Praxis Kinesiologie

VAK

VAK Verlags GmbH
Kirchzarten bei Freiburg

Titel der englischen Originalausgabe:
Nutritional Testing for Kinesiologists and Dowsers

ISBN 978-0-9542439-5-1
Erschienen bei: Life-Work Potential, Penzance/Cornwall (Großbritannien)

Bibliografische Information der Deutschen Bibliothek
Die Deutsche Bibliothek verzeichnet diese Publikation in der Deutschen Nationalbibliografie; detaillierte bibliografische Daten sind im Internet über http://dnb.ddb.de abrufbar.

VAK Verlags GmbH
Eschbachstraße 5
79199 Kirchzarten
Deutschland
www.vakverlag.de

Übersetzung: Dörte Eliass
Lektorat: Norbert Gehlen
Umschlagfotos: Microsoft ClipArt
Umschlagdesign: Karl-Heinz Mundinger, VAK
Satz und Druck: Himmer AG, Augsburg
Printed in Germany
ISBN: 978-3-86731-054-3

Inhaltsübersicht

Detailliertes Inhaltsverzeichnis

Einführung

Dieses Buch basiert ursprünglich auf einem Workshop für Kinesiologieanwender. Zu meiner Überraschung hatten viele von ihnen zwar einige Zusatzausbildungen über Ernährungsfragen absolviert, aber sie wussten nicht, wie sie dieses Wissen in ihre Sitzungen integrieren sollten. Infolgedessen boten nur wenige Anwender ernährungsspezifische Beratung an. Also machte ich mich an die Entwicklung eines Workshops, der ihnen diese sehr spezielle Fähigkeit vermitteln sollte. Dieser Workshop war sehr erfolgreich, aber schließlich entschloss ich mich doch, das Unterrichten einzustellen und mich auf das Schreiben und andere Projekte zu konzentrieren.

So war ein Buch, das auf dem Material aus diesem Kurs aufbaute, eine natürliche Folge dieser Entscheidung. Dieses Buch unterscheidet sich von den meisten anderen Ernährungsratgebern, denn es will Ihnen *nicht* eine Fülle an Wissen und Fakten über *Ernährung* vermitteln. Vielmehr soll es Ihnen zeigen, wie Sie Ihre Fähigkeiten als Anwender der Kinesiologie oder anderer energetischer Testmethoden auf möglichst effektive Weise im Bereich der Ernährung umsetzen können. Natürlich werde ich Ihnen dabei auch einiges an Wissen über Ernährung präsentieren, aber in erster Linie soll mein Buch Ihnen als *Ergänzung* zu all jenen faktenreichen Ernährungsratgebern dienen, die Sie bereits besitzen. So werden also die hier vermittelten Testanleitungen alleine nicht genügen, wenn Sie Ihre Klienten fundiert über Ernährung, Nahrungsergänzungen und Diäten beraten wollen, aber Sie haben damit die Möglichkeit, auf relevante Hinweise in effizienter und umfassender Weise zurückzugreifen, um sie dann zu befolgen.

Zu den Grundlagen der Kinesiologie und anderer energetischer Testmethoden gehört die Erkenntnis, dass jeder von uns ganz *individuell* ist. Natürlich haben wir alle vieles gemeinsam – dafür sorgt schon unsere Genetik –, aber die individuellen Bedürfnisse sind doch immer sehr unterschiedlich. Dies trifft besonders auf den Bereich der Ernährung und der Essgewohnheiten zu. Aus diesem Grund kann Wissen über Ernährung nur als Hinweis dienen, nicht als Vorschrift. Die Kombination von ernährungsspezifischem Wissen mit kinesiologischen und anderen Testmethoden gibt uns dabei ein erstaunlich akkurates und vielseitig anwendbares System an die Hand.

Wie immer gilt als entscheidender Prüfstein unserer Arbeit das, was mit den realen Menschen in der realen Welt passiert. Ich hoffe, dass Ihnen dieses Buch das Vertrauen geben wird, hinauszugehen und aktiv zu werden.

Die praktische Verwendung dieses Buches beinhaltet auch den Einsatz verbaler Fragetechniken. Mein Buch *Effektive Fragetechniken in der Kinesiologie* (Kirchzarten: VAK, 4. Auflage 2009) enthält genauere Anleitungen dazu, wie Sie Ihre verbalen Fragetechniken perfektionieren können.

Wie Sie dieses Buch verwenden können

Ich habe dieses Buch für eine bestimmte praktische Verwendungsweise geschrieben. Und zwar stelle ich mir vor, dass Sie bei der Arbeit mit Klienten die folgenden Stadien durchlaufen:

1. Sie entscheiden darüber, auf welche Weise Sie arbeiten möchten (siehe Seiten 30 bis 37).
2. Sie testen entsprechend dem Ernährungstestmenü (Seiten 55 bis 67).
3. Wenn Sie eine relevante Kategorie ermittelt haben (fett gedruckt, mit einer Seitenzahl dahinter), lesen Sie die verschiedenen Möglichkeiten, die unter dem fett gedruckten Eintrag aufgelistet sind. Falls Sie dieses Testmenü schon eine Weile verwendet haben oder schon viel über Ernährung und

Ernährungstesten wissen, fühlen Sie sich vielleicht schon in der Lage, gleich mit dem Testen loszulegen. Ist dies nicht der Fall, beachten Sie bitte Punkt 4.

4. Blättern Sie zu den passenden Seiten und lesen Sie vor dem Testen, was Sie dort über die Tests finden. Vielleicht möchten Sie auch andere Ratgeber oder Bücher heranziehen. Denken Sie daran, dass die Ernährungsinformationen in diesem Buch nicht umfassend sein können und allein nicht ausreichend sind.

Warum Ihren Worten Taten folgen sollten

Wie bei so vielen anderen Aspekten unseres Lebens ist es wichtig, auch bei unserer eigenen Ernährungsweise und Kost den Worten Taten folgen zu lassen.

Ich selbst war beispielsweise eine ganze Zeit lang eine begeisterte Teetrinkerin – ich trank weit mehr, als gut für mich war, aber ich wollte damit nicht aufhören. Genauso wenig, wie ich dazu bereit war, meinen Teeverbrauch einzuschränken oder aufzugeben, war ich auch bereit, diesen Hinweis an meine Klienten weiterzugeben. Unbewusst schloss ich diese Frage aus meinen Tests aus – wenngleich ich meinen Klienten manchmal vage etwas empfahl wie: „Anscheinend tut Ihnen eine Menge Tee gesundheitlich nicht gut. Vielleicht wollen Sie sich überlegen, ihn zu reduzieren." Das war doch eine wirklich positive und klare Botschaft! Schließlich aber erkannte ich, dass ich nicht nur um meiner selbst willen den Tee reduzieren musste, sondern auch zum Wohl meiner Klienten. Sobald ich das einmal umgesetzt hatte, konnte ich auch die Empfehlung, weniger oder keinen Tee zu trinken, in die Arbeit mit meinen Klienten einbeziehen.

Selbst umzusetzen, was Sie empfehlen, ist auch aus anderen Gründen wichtig. Aus meiner Unterrichtspraxis mit Muskeltests für Ernährungsfragen weiß ich, dass bei Mängeln in der eigenen

Ernährung auch das *Wissen* über energetisch gute Ernährung zu wünschen übrig lässt. Sobald Sie Ihre eigene Ernährung verbessern, werden Sie auch besser auf die subtilen Nuancen testen können, die bei unterschiedlichen Menschen notwendig sind. Und Sie werden sicher über *mehr* praktisches Wissen in einer ganzer Bandbreite von Ernährungsfragen verfügen. Klienten zu ermutigen, eine bestimmte Obstsorte zu versuchen, *weil Sie wissen*, dass diese gut schmeckt, kann die Wahrscheinlichkeit erheblich erhöhen, dass dieser Rat befolgt wird.

Natürlich sollten Sie aber Ihre eigene Ernährungsweise und ihre Kost vor allem deshalb in Ordnung bringen, weil Sie dann selbst mit Sicherheit ein gesünderes, glücklicheres Leben führen werden. Wir denken oft daran, dass die Qualität unserer Ernährung unsere Gesundheit beeinflusst; zusätzlich hat sie aber auch eine tiefgreifende Auswirkung auf unser Glücksgefühl. Indirekt wird es natürlich schwierig, glücklich zu sein, wenn Sie wegen Ihrer Essgewohnheiten an Arthritis oder an Migräne leiden. Aber Ernährung wirkt auch direkt. Die B-Vitamine, beispielsweise und die Mineralstoffe Calcium und Magnesium beeinflussen direkt unsere Stimmung und Mängel können zu Angstgefühlen, Schlaflosigkeit und Herzklopfen führen.

Eine meiner Ausbildungsteilnehmerinnen sagte mir einmal, dass Sie meinen Ernährungskurs nur besuche, weil sie dies müsse, um den Anforderungen der Berufsvereinigung zu entsprechen. Sie meinte, sie sei an Ernährung eigentlich nicht interessiert – sie interessiere sich eher für psychologische Themen. Ich versuchte, ihr zu erklären, dass Ernährungsweise und Nahrungsmittel Auswirkungen auf alle Lebensbereiche hätten und dass sie ihren Klienten einen schlechten Dienst erweise, wenn sie nicht bereit sei, dies anzuerkennen. Ich versuchte, sie davon zu überzeugen, dass sie etwas über Ernährung wissen müsse, damit sie zumindest in der Lage sei, die Klienten an einen Kinesiologieanwender zu verweisen, der an diesem Thema interessiert sei. Ich dachte auch, dass sie davon profitieren würde, selbst mehr über Ernährung zu wissen, denn dann würde sie ja über die notwendigen Informationen verfügen, um selbst die richtige Wahl zu treffen.

Wieso Wissen über Ernährung für Sie unverzichtbar ist

Wissen über Ernährung ist wichtig, und wenn Sie in diesem Bereich gute Arbeit leisten wollen, sollten Sie Zeit dafür investieren, die Informationen zu verstehen und zu verarbeiten, die dank der Erkenntnisse aus Naturwissenschaft, Medizin und Naturheilkunde bereits vorhanden sind.

Die genauere Beschäftigung mit Ernährung ist von großer Bedeutung – ich betrachte dies als einen Weg, unsere Instrumente zur Messung zu kalibrieren, etwa das Muskeltesten und andere energetische Testmethoden. Nützlich ist es beispielsweise, zu wissen, was die empfohlene Zufuhr an Vitamin A ist oder warum gesättigte Fette problematisch sind, oder die neuesten Erkenntnisse über die Vorteile von Probiotika. Diese Klarheit beim Testen würde uns andernfalls fehlen. Trotzdem sollten wir in diesem Bereich aktuelles naturwissenschaftliches und medizinisches Wissen nicht einfach blind übernehmen. In der Geschichte der Naturwissenschaft und der Medizin kommen immer wieder „Tatsachenbehauptungen" vor, die wieder zurückgenommen werden mussten. Ihr Testen kann also zu Hinweisen führen, die – gemessen am aktuellen Wissensstand und Ihrem Verständnis davon – falsch erscheinen. Solche merkwürdigen Ergebnisse könnten natürlich damit zu tun haben, dass Sie beim Testen Fehler gemacht haben und zu falschen Schlüssen gelangen, aber es kann genauso gut sein, dass das aktuelle wissenschaftliche Verständnis fehlerhaft ist oder dass Ihr eigenes Fachwissen auf irgendeine Weise begrenzt ist oder dass die jeweilige Testperson eine Ausnahme darstellt in einem sonst korrekt erfassten Bereich ernährungsspezifischen Wissens.

Vor einigen Jahren begegnete mir dafür ein gutes Beispiel. Ich testete sehr häufig auf Allergien und fand viele Kinder, die auf künstliche Nahrungsfarbstoffe allergisch reagierten. Ich war hocherfreut, als die Hersteller natürliche Nahrungsmittelfarbstoffe einführten. Aber dann war ich sehr überrascht, als kinesiologische Tests ergaben, dass viele Kinder auch auf natürliche Nahrungsmittelfarbstoffe allergisch reagierten. Das war völlig anders als erwartet und das Gegenteil von dem, was Befürworter der natürlichen Farbstoffe propagiert hatten. Ich testete oft die Nahrungsmittel, aus denen die Farbstoffe hergestellt wurden (zum Beispiel Rote Bete, Tomaten). Manchmal waren diese problematisch, manchmal aber auch nicht. Das ergab für mich keinen Sinn; trotzdem hielt ich mich nach sorgfältigem neuerlichen Testen an das, was ich herausgefunden hatte. Erst mehrere Jahre später erfuhr ich von industriellen Lösungsmitteln – Chemikalien, die industriell verwendet werden, um die Zellwände von Pflanzen zu zersetzen und so die größtmögliche Menge an Farbpigmenten der Pflanze zu gewinnen. Jetzt bekamen meine Ergebnisse Sinn: All jene, die auf die Obst- oder Gemüsequelle (an sich) der natürlichen Farbstoffe nicht reagiert hatten, reagierten offenbar auf die minutiösen Spuren des Lösungsmittels, die der industrielle Prozess zurückgelassen hatte.

Ich war glücklich, dass ich bei dem geblieben war, was ich herausgefunden hatte, auch wenn es zunächst so sinnlos erschienen war.

Was beim Bewerten von Ernährungsempfehlungen zu bedenken ist

In einem Bericht von Mintel, einer britischen Marktforschungsgesellschaft, hieß es, dass 69 % von 988 interviewten Erwachsenen Schwierigkeiten hatten herauszufinden, welche Nahrungsmittel tatsächlich gesund sind, da sich die Aussagen, Ratschläge und Hinweise der Fachleute andauernd änderten.

Natürlich gibt es einige Ernährungsempfehlungen, die die Zeit überdauert haben und von allen befolgt werden sollten. Zweifellos missbrauchen einige auch die wechselnden Expertenmeinungen, um entsetzliche Essgewohnheiten zu rechtfertigen, mit dem Argument, dass sich die Empfehlungen ja doch immer wieder änderten, sodass sie nicht unbedingt befolgt zu werden brauchten ...

Wir benötigen in diesem Dilemma also sichere Beurteilungskriterien für diese Informationen und Hinweise – von „Experten", Medien, Webseiten, anderen Therapeuten, Büchern usw. –, um uns dann zu entscheiden, welcher Rat am ehesten zu befolgen ist.

Wenn ich Informationen über Ernährung, Hinweise und Richtlinien beurteile, überprüfe ich diese daher immer im Hinblick auf die Bedingungen, unter denen sich die Menschheit entwickelt hat, und im Hinblick auf die Veränderungen in der Umwelt seitdem. Die Menschen haben früher beispielsweise ohne Nahrungsergänzungen gut überlebt. Die Menschheit hat sich auch ohne einen Gesundheitsladen oder eine Apotheke um die Ecke entwickelt; die Argumentation, dass wir alle eigentlich Nahrungsergänzungen einnehmen sollten, ergibt also keinen Sinn aus Sicht des Menschen als Jäger und Sammler.

Nahrungsergänzungsmittel oder Nahrungsergänzungen [wie wir sie in diesem Buch abkürzend nennen] mögen jedoch sehr wohl notwendig sein, wenn ich bedenke, dass sich die Umstände eben verändert haben. Mit diesem Argument wird für die Einnahme von Mineralstoffsupplementen geworben – der Boden ist durch den ständigen Anbau von Nahrungsmitteln (auf immer dem gleichen Feld) so ausgezehrt, dass er für die Pflanzen keine Nährstoffe mehr enthält. Auf natürlichem Weg können wir daher an diese Nährstoffe nicht mehr heran.

Eine bestimmte Kombination von Nahrungsmitteln (siehe Seite 168) wäre im Hinblick auf unsere Entwicklung als Menschheit sinnlos. Ein Jäger wird wahrscheinlich nicht sagen: „Ich esse diese saftigen Beeren, die ich gerade gefunden habe, nicht, weil ich vor einer Stunde erst erfolgreich ein Reh erlegt und verzehrt habe.“ (Das Protein in Wild passt angeblich schlecht zu Obst, weil diese unterschiedlichen Nahrungskategorien jeweils auch eine unterschiedliche Transitdauer im Darm haben.)

Das soll nicht ausschließen, dass sich einige Menschen besser fühlen, wenn sie Nahrungsmittel sinnvoll miteinander kombinieren. Die Tatsache jedoch, dass sie dies überhaupt tun, weist darauf hin, dass sie Gesundheitsprobleme haben. Vielleicht leiden sie an Verdauungsproblemen, die behandelt werden müssen, oder die Kombination von Nahrungsmitteln hat mit sich gebracht, dass sie ein Allergen ausschließen, oder durch die Konzentration auf ihre Ernährungsweise haben sie erkannt, was für unsinnige Dinge sie essen, und haben damit aufgehört. Es profitieren so viele Menschen vom bewussten Kombinieren von Nahrungsmitteln, dass dies deutlich den ungesunden Gesundheitszustand vieler Menschen aufzeigt.

Laut einer verbreiteten Empfehlung sollte jeder Fischöle zu sich nehmen, weil diese essenzielle Fettsäuren enthielten (siehe Seite 136). („Essenziell“ bedeutet, dass der Körper die Öle braucht, sie aber nicht selbst herstellen kann.) Wo bleiben hier aber die Vegetarier? Viele Menschen haben sich ja auch an Orten entwickelt, an denen es gar keine Fische gibt. Vielleicht waren hier also zwei Alternativen entscheidend. An Orten, an denen keine Fischöle verfügbar waren, haben sich Menschen mit einer genetischen Mutation entwickelt, die diese essenziellen Fettsäuren nicht erfordert. Und außerdem kann es auch sein, dass es *andere* Quellen für essenzielle Fettsäuren gibt in Gegenden, in denen eben kein Fisch vorkommt. Mehrere Alternativen wie Kürbiskernsamen und Hanföl kommen in Frage. Also: Ja, die Zufuhr essenzieller Öle könnte für gute Gesundheit notwendig sein; aber: Nein, diese Öle müssen nicht unbedingt nur von Fischen stammen.

Viele Jahre lang sprachen Ernährungswissenschaftler immer wieder von der Bedeutung „vollständiger Proteine“. Vollständige

Proteine enthalten alle essenziellen Aminosäuren, die vom menschlichen Körper hergestellt werden können. Aminosäuren (siehe Seite 123) sind von entscheidender Bedeutung, denn sie bilden Enzyme, Hormone, Muskeln, Haut, Haar, Antikörper usw. Dies war besonders problematisch für Vegetarier, denn viele ihrer Proteinquellen waren nicht vollständig – anders als Fleisch, das über die volle Anzahl der essenziellen Aminosäuren verfügt. Vegetarier wurden gedrängt, Hülsenfrüchte und Körner (zum Beispiel Bohnen in Tomatensoße auf Toast) in einer einzigen Mahlzeit zu essen, um sicherzustellen, dass sie dieses „magische" vollständige Protein zu sich nehmen. Wissenschaftler haben jetzt die These aufgestellt, dass es nicht notwendig sei, alle Proteine gleichzeitig zu essen, solange sie nur überhaupt alle aufgenommen werden. Diese veränderte Auffassung ist kaum überraschend, denn auch der Mensch der Frühzeit war ein Gelegenheitsjäger und Wildbeuter, der über lange Zeitspannen ohne verfügbare Quelle für vollständiges Protein auskam.

Vor Kurzem hörte ich ein Radiointerview mit der Autorin eines Buches über Essanfälle. Sie äußerte kategorisch, dass nach dem Essen Insulin produziert werde, welches die Fettverbrennung für drei Stunden verhindere. Sie wiederholte diese „Tatsache" mehrmals und hatte daraus vielfältige Schlüsse gezogen darüber, was und wie wir essen sollten. Eine dieser Schlussfolgerungen bestand darin, dass wir nur drei Mal pro Tag essen sollten – wenn wir häufiger äßen, dann würde das Insulin verhindern, dass unser Körper Fett verbrenne. Diese Information ist das genaue Gegenteil vieler Erkenntnisse der praktischen Forschung, welche besagen, dass der Verzehr kleinerer Mahlzeiten mit wenig Protein Essanfälle am besten verhindern und Gewichtsverlust fördern könne. Das soll nun aber nicht heißen, dass die besagte Information falsch ist – solche Behauptungen werden regelmäßig „überholt"; aber diese ergibt auf verschiedenen Ebenen keinen Sinn. Beispielsweise ist dieses Körpermodell wirklich stark vereinfacht – Hormone wie

Insulin interagieren miteinander – und es gibt sowieso riesige Unterschiede zwischen einzelnen Individuen. Außerdem: Ist der Körper wirklich so präzise? Sie sagte nicht: „*ungefähr* drei Stunden lang". Was passiert, wenn die betreffende Person in diesen drei Stunden etwas tut, was eine Menge Kalorien erfordert? Es fällt schwer zu glauben, dass diese Theorie dem Test der Zeit standhalten wird und die Wunderkur darstellt, für die ihre Urheberin sie hält.

In den letzten Jahren haben Antioxidantien sehr viel Interesse gefunden (siehe Seite 162) und einige Institutionen fordern dazu auf, eine Nahrungsergänzung mit Antioxidantien einzunehmen. Antioxidantien, die einem Schaden durch freie Radikale entgegenwirken, werden oft als die wichtigsten Nahrungsergänzungen gegen das Altern bezeichnet. Aber ist es denn sinnvoll zu sagen, dass wir unbedingt solche Ergänzungen einnehmen müssen? Eine übermäßige Produktion freier Radikale kann durch Rauchen, Sonnenbaden, gebratene Lebensmittel, Infektionen, übermäßigen Sport, Stress, Strahlung oder Umweltverschmutzung hervorgerufen werden. Die letzten drei Komponenten kommen sicher immer häufiger vor und das könnte an sich schon für eine Nahrungsergänzung mit Antioxidantien sprechen. Die Tatsache, dass eine Supplementierung mit Antioxidantien dem Altern entgegenwirken soll, berührt ein weiteres Thema. Bei Evolution und Selektion dreht es sich in erster Linie um die Zucht von Nachkommen. Wenn Sie über die richtigen Genvariationen verfügen, mit deren Hilfe Sie ein „fruchtbares" Alter erreichen und effektiv Nachkommen zeugen können, werden Ihre Gene wahrscheinlich gute Chancen haben, zu überleben und zur Norm zu werden. Genvariationen, mit denen wir *gesund bis ins hohe Alter* leben können, lassen sich jedoch nicht auf dieselbe Weise selektieren, da diese Gene unsere Fähigkeit, Kinder zu zeugen, nicht beeinflussen. Stellen Sie sich eine Genvariation vor, die beeinflusst, dass Frauen wie 50 Jahre aussehen, auch wenn sie tatsächlich 80 sind, und dabei in normalem Ausmaß fruchtbar sind. Diese Genvariation wird weniger wahrscheinlich weitergegeben als jene, die eine Fünfzigjährige wie eine Achtzigjährige aussehen lässt, wobei aber diese Frauen extrem fruchtbar sind. Die Evolution selektiert keine Variationen, die uns gesund bis ins hohe Alter leben lassen, sie selektiert nach Fruchtbarkeit. Deswegen ist der Gedanke nicht unlogisch, dass wir vielleicht die Unterstützung von Ernährung brauchen, um im Alter gesund zu bleiben.

Auf dem Markt gibt es eine Menge Bücher, die Wunderlösungen für Gesundheitsprobleme anpreisen. Viele dieser Bücher scheinen von dieser Sorte zu sein: „Es hat bei mir funktioniert, also wird es auch bei anderen funktionieren." Diese Bücher sind meist ehrliche und begeisterte Versuche seitens des Autors, gute Nachrichten zu verbreiten und anderen zu helfen, aber gleichzeitig sind sie auch nicht unbedingt objektiv.

Natürlich gibt es auch gewisse Interessengruppen – Hersteller von Nahrungsmittelergänzungen, Buchautoren, Wissenschaftler, Doktoren usw. –, die aus ihren eigenen Gründen wollen oder nicht wollen, dass Sie Ihre Essgewohnheiten und Ergänzungsmittel verändern. Das heißt aber nicht automatisch, dass diese Hinweise falsch sind. Der Grund dafür, warum ich selbst Ergänzungsmittel verkaufe, ist der, dass ich glaube (und auch den Nachweis dafür gesehen habe), dass die Menschen von ihnen profitieren werden. Wenn Sie also Wissen über Ernährung überprüfen, denken Sie daran:

- Es könnte falsch sein, auch wenn das Buch oder die Person, die die Information verbreitet, überzeugend klingt.
- Es könnte falsch sein, auch wenn die Person, die die Information verbreitet, von ihrer Richtigkeit völlig überzeugt ist.
- Sie könnten etwas missverstanden haben.
- Die Information muss nicht unbedingt auf *jeden* zutreffen – wir sind alle unterschiedlich.

- Ergibt sie Sinn im Hinblick auf unsere Entwicklung als Jäger und Sammler?
- Zielt sie ganz spezifisch darauf ab, die Lebensperiode von Menschen *nach* den fruchtbaren Jahren zu verlängern?
- Hat die Person, die dieses Wissen verbreitet, ein begründetes Interesse daran, dass Sie es glauben?

Eine ideale Ernährungsweise für alle?

Es gibt keine ideale Ernährung, die für *jeden* Körper passt; denn wie sich das Aussehen jedes Menschen verändert, so verändern sich auch die menschlichen Bedürfnisse nach Nahrung und Nährstoffen. Jeder von uns ist biologisch einzigartig. Bei der Arbeit mit Klienten ist es notwendig, eine klare Vorstellung von dem zu haben, was mit einer „idealen Ernährungsweise" gemeint ist. Hier ist meine eigene Definition:
Die ideale Ernährungsweise für einen bestimmten Menschen besteht aus ...

- der richtigen Nahrung,
- den richtigen Mengen,
- zum richtigen Zeitpunkt,
- in der richtigen Weise aufgenommen.

Diese ideale Ernährungsweise kann mit der Zeit variieren. Sie ist von Veränderungen der Gesundheit abhängig, von Therapien, Veränderungen des Lebensstils oder der Lebensumstände (zum Beispiel Alter, Stress, sportliche Übungen, Antibabypille, Entspannungsmedikamente).

Wenn Ernährungstesten und -beratung nur einen kleinen Teil Ihrer Therapiesitzung ausmachen, ist es gewöhnlich angebracht, das Testen auf Ernährung am *Ende* durchzuführen, denn die übrige Therapiearbeit kann die Bedürfnisse verändern. Wenn die Sitzung beispielsweise zu größeren Heilungsprozessen anregt, könnte der

Klient mehr Vitamin C, Zink usw. benötigen. Ihre Energiearbeit könnte Stoffwechselveränderungen zur Folge haben, sodass eine Nahrungsergänzung nicht länger notwendig ist. Wenn Sie zu *Beginn* der Sitzung die Ergänzung ausgetestet haben, sollten Sie am Ende der Sitzung noch einmal von vorne testen, weil sich der Nährstoffbedarf möglicherweise verändert hat.

Wie Ernährungsindizes von Nutzen sein können

Ernährungsindizes können bei der Analyse der Ernährung eines Menschen hilfreich sein. Ein Testergebnis von 100 bei einem Index von 100 zeigt an, dass bei diesem Faktor für diese Person keine Verbesserung mehr möglich ist. Ein Index von 0 bedeutet, dass es nicht möglich ist, den Zustand zu verschlimmern (auch wenn die Möglichkeit besteht, den Zustand gleichbleibend schlecht zu halten). Es ist ziemlich einfach, die meisten Indizes bis in die 80er hochzubringen, aber eine weitere Steigerung kann viel schwieriger sein.

Wenn Sie einen Index für die gegenwärtige Situation erarbeiten, ist es wichtig, einen Zeitrahmen im Kopf zu behalten; zum Beispiel kann sich der Index für die letzte Woche von einem Index für das letzte Jahr unterschieden. Längere Zeitspannen sind besonders dann günstig, wenn der Lebensstil der Person und deren Ernährungsmuster stark schwanken. Sowohl Mangel wie auch Übermaß senken den Ernährungsindex.

Die Fragestellung könnte so aussehen:

> Auf einer Skala von 0 bis 100, bei der 100 den bestmöglichen Zustand und 0 den denkbar schlechtesten Zustand darstellt – wo liegt Matthews Ernährung der letzten drei Monate? Bei mindestens 50? – Nein.
>
> Bei mindestens 40? – Ja.
>
> Bei mindestens 45? – Nein. [Usw.]

(Mein Buch *Effektive Fragetechniken in der Kinesiologie* enthält noch weitere Informationen über die Arbeit mit Indizes.)

Wenn Sie sich mit der Verwendung einer numerischen Skala unwohl fühlen, benutzen Sie stattdessen den folgenden deskriptiven Index:

Verheerend	=	führt zu Krankheit
Sehr gering	=	hindert einen kranken Menschen am Gesundwerden
Schlecht	=	behindert die Gesundung
Neutral	=	ohne Auswirkung; Vorteile und Probleme gleichen sich aus
Gut	=	einige Mangelerscheinungen oder Überschüsse, aber sonst in Ordnung
Sehr gut	=	keine Mängel oder Überschüsse
Ausgezeichnet	=	fördert eine lebendige Gesundheit

Die Fragestellung könnte in diesem Fall so aussehen:

> Wenn wir uns Matthews Ernährung in den letzten drei Monaten ansehen, war sie schlecht oder schlimmer? – Ja.
>
> War sie schlecht? – Nein.
>
> War sie sehr schlecht? – Ja.

Wenn der Index unter 100 liegt, gibt es vier Möglichkeiten:

- Verändern Sie die Essgewohnheiten.
- Empfehlen Sie Nahrungsergänzungen und/oder nehmen Sie Veränderungen bei einem oder mehreren Ergänzungsmitteln vor.
- Energiearbeit zur Verbesserung der Absorption usw.
- Empfehlen Sie Veränderungen des Lebensstils, zum Beispiel: aufhören mit dem Rauchen, sich mehr Ruhe gönnen.

Es kann sein, dass Sie mehr als einen Aspekt betrachten. Also, vielleicht arbeiten Sie an Veränderungen des Lebensstils und leisten Energiearbeit, um dem Klienten dabei zu helfen, rohe Nahrungsmittel besser zu verdauen.

Dieses Buch behandelt nur die ersten beiden Möglichkeiten wirklich eingehender, aber Sie sollten sich beim Arbeiten auch der anderen Optionen bewusst sein. Nachdem Sie den Index ermittelt haben, überprüfen Sie, in welchen Bereichen Arbeit notwendig ist und wie die Prioritätenliste aussieht (siehe Seite 32).

Manchmal ist die Frage hilfreich, wie der Index aussähe, wenn die Person eine bestimmte Sache täte/nicht täte, zum Beispiel wenn die Person das Rauchen aufgäbe, einem bestimmten Gymnastikplan folgte, langsamer äße usw.

Es kann außerdem hilfreich sein, den Zeitraum, in dem ein Ernährungsindex einen Höchstwert hatte, auszutesten, aber seien Sie sich darüber klar, dass die Ernährungsweise, die damals vorteilhaft war, heute vielleicht nicht mehr angebracht ist (auch wenn die Ernährungsempfehlungen in der Regel Gemeinsamkeiten aufweisen werden). Haben Sie den Zeitpunkt des Höchstwerts aber ausgetestet, wird der Klient oft etwas bemerken wie: „Oh ja, damals habe ich mich wirklich gut gefühlt. Ich hatte jede Menge Energie und habe nicht all diese Flecken gehabt.“ Das bringt den Klienten in Kontakt damit, wie es sich anfühlt, wenn er sich (für ihn) gut ernährt, und kann dazu beitragen, ihn zu motivieren, aktuell die notwendigen Veränderungen vorzunehmen.

Fazit: Sie können mit dem „Ernährungstestmenü“ auf beide Arten arbeiten: *mit* oder *ohne* Benutzen von Ernährungsindizes.

Wie Sie mein Ernährungstestmenü einsetzen können

Die meisten Anwender und Therapeuten bieten andere Möglichkeiten als die Arbeit an der Ernährung an – warum sollten also gerade Sie sich dafür entscheiden, in diesem Bereich aktiv zu werden?

- Manchmal werden Sie Klienten haben (oder auch Freunde, Verwandte), die an Sie herantreten mit Anliegen wie: „Ich habe da einen Zeitschriftenartikel gelesen, darin steht, dass Vitamin B gut für die Nerven ist. Glauben Sie, dass ich das nehmen sollte?“ Dies ist die einfachste Überleitung zur Ernährungsarbeit, weil Sie sofort eine Frage haben, die eine Antwort erfordert.
- Manchmal wird das Testen ergeben, dass Ernährung für diese Person ein Schlüsselbereich ist. Vielleicht haben Sie bereits energetische Tests eingesetzt, um festzustellen, dass der Klient Hilfestellung bei Nahrung und Essgewohnheiten braucht. Wenn Sie als Kinesiologieanwender Fingermodi verwenden, könnte das Thema auch auf diese Weise offensichtlich werden.

Gewöhnlich verwende ich für die Ernährungsarbeit den Rahmen eines „Ernährungs(test)menüs“ (ein besonders passendes Wort in diesem Kontext!), das ich auf den Seiten 55 bis 67 vorstelle. Das Menü listet alle möglichen Dinge auf, die überprüft werden können (zum Beispiel Wasser trinken, Ergänzungen einnehmen, die Kochutensilien verändern, Rituale verwenden usw.)
Sie können das Menü auf verschiedene Weise einsetzen:

1. Ein vollständiges Ernährungsprogramm ausarbeiten, beginnend mit dem ersten Punkt des Ernährungstestmenüs
2. Die Priorität(en) im Ernährungstestmenü austesten
3. Die Ernährungsbedürfnisse bei einem spezifischen Problem herausarbeiten (zum Beispiel bei Gewichtsverlust, Heuschnupfen, Divertikelentzündung, Müdigkeit, trockener Haut usw.), unter Verwendung des Ernährungstestmenüs
4. Eine spezifische Ernährungsempfehlung austesten, auf die Sie der Klient angesprochen hat

*

1. Ein vollständiges Ernährungsprogramm ausarbeiten

Arbeiten Sie sich durch das ganze Menü und überprüfen Sie dabei jede Kategorie. – Auch wenn dies der sorgfältigste Ansatz zu sein scheint, wird die Vorgangsweise viele Klienten überfordern. Wenn Sie ihnen zu viel zu tun geben, unternehmen sie vielleicht gar nichts. Sie könnten das Problem umgehen, indem Sie beschränken, wie viel Sie in jeder Sitzung herausfinden; beispielsweise könnten Sie die ersten drei Punkte in einer Sitzung austesten und dann – von der Unterbrechung ausgehend – Ihre Arbeit in den nachfolgenden Sitzungen fortführen. Aber auch wenn Sie sich so verhalten, ergibt sich hier ein größeres Problem: Es könnte sein, dass sich das bedeutsamste Testdetail, das die größten Veränderungen bringen wird, am Ende des Menüs befindet, wohin Sie also erst spät gelangen.

Der Vollständigkeit halber gebe ich ein Beispiel, wie das Testen aussehen kann, aber bedenken Sie, dass Sie dieses Verfahren nur selten benutzen werden, wenn überhaupt.

Wäre es angebracht, einige Fragen rund um die Methode des Essens zu stellen? – Nein.

Wäre es angebracht, mit Arbeit rund um das Thema Temperatur zu beginnen? – Nein.

Wäre es angebracht, über Mahlzeiten zu arbeiten? – Nein.

Wäre es angebracht, über Snacks zu arbeiten? – Ja.

Handelt es sich also darum, die Anzahl der Snacks zu vergrößern? – Nein.

Die Anzahl der Snacks zu vermindern? – Ja. [Usw.]

2. Die Priorität(en) austesten

Testen Sie die Priorität auf der Basis des Ernährungstestmenüs – arbeiten Sie diese heraus und nehmen Sie sich dann weitere Komponenten vor, wenn genügend Zeit bleibt und der Körper Ihnen die energetische Erlaubnis gibt.

Priorität in diesem Sinn bedeutet hier nicht unbedingt: das *Wichtigste*, was es zu tun gibt; es bedeutet: das *Nächste*, was zu tun ist. Entscheiden Sie darüber, wie viel Sie tun, indem Sie die Reaktion des Klienten sorgfältig beobachten und testen, ob Sie empfehlen sollen, mehr Dinge zu tun, zu nehmen oder zu vermeiden.

Beginnen Sie zum Beispiel und arbeiten Sie das erste Problem heraus. Wenn der Klient sofort sagt: „Oh, das kann ich tun", dann testen Sie, ob noch eine weitere Komponente hinzugenommen werden soll, und verfahren Sie so weiter, bis Sie keine Erlaubnis mehr bekommen oder bis der Klient überlastet erscheint oder Ihre verfügbare Zeit zu Ende ist. Sobald der Klient diese Veränderungen einmal voll umgesetzt hat, können Sie weitere Veränderungen in nachfolgenden Sitzungen ergänzen.

Wir suchen nach der Priorität, die das Energiesystem wünscht, indem wir mit dem Konzept einer idealen Ernährungsweise weiterarbeiten (siehe Seite 26).

Wäre es angebracht, einige Fragen um das Thema Essgewohnheiten und Nahrungsergänzungen zu stellen, unter Anwendung des Ernährungstestmenüs (S. 55 ff.)? – Ja.

Befindet sich das Erste, was wir uns ansehen sollten, auf der ersten Seite? – Nein.

Befindet es sich auf der zweiten Seite? – Ja.

[Finden Sie den Punkt auf dieser Seite und arbeiten Sie die Details heraus.]

Wäre es angebracht, jetzt noch mehr Tests über die ideale Ernährungsweise durchzuführen? – Ja.

Befindet sich die Sache, nach der wir suchen, auf der ersten Seite? – Ja.

[Arbeiten Sie den Punkt heraus.]

Wäre es angebracht, jetzt noch mehr Tests über die ideale Ernährungsweise durchzuführen? – Nein.

[Vielleicht wollen Sie fragen, wann es denn angebracht wäre, mehr Arbeit in diesem Bereich zu tun ...]

Diese Vorgehensweise funktioniert oft gut in Kombination mit Ernährungsindizes. Wenn Sie jede Komponente herausarbeiten, können Sie testen, welchen Unterschied diese Veränderung für den derzeitigen Ernährungsindex der Person ergeben wird (siehe Seite 27).

3. Die Ernährungsbedürfnisse bei einem bestimmten Problem herausarbeiten

Verwenden Sie das Ernährungstestmenü, aber nehmen Sie als Ausgangspunkt Ihrer Fragen ein spezifisches Problem, beispielsweise Asthma.

Klienten, die schon einige Zeit zu Ihnen gekommen sind und Ihnen vertrauen, werden die empfohlenen vielleicht Veränderungen vornehmen, ohne genau zu wissen, wozu diese dienen. Bei neuen Klienten gehen Sie am besten so vor, dass Sie die Arbeit klar umreißen, sodass sie sich auf ein spezifisches Symptom bezieht. Neue Klienten verstehen vielleicht den eher globalen Ansatz nicht, bei dem Sie nach Prioritäten arbeiten, und in diesem frühen Stadium sind sie noch nicht überzeugt und entschieden genug, als dass sie die Arbeit an einem vollen Ernährungsprogramm akzeptieren würden.

Symptome sind Anzeichen des Körpers dafür, dass etwas nicht in Ordnung ist. Sie zeigen an, dass sich der Körper in einem Ungleichgewicht befindet. Wenn der Körper Energie verwendet, um Symptome zu produzieren, ist es gewöhnlich höchste Zeit, das zugrunde liegende Ungleichgewicht bald, wenn nicht sofort, zu behandeln. In gewisser Weise unterscheidet sich dieses Testen nicht vom Testen auf die Priorität, außer dass der Tester bedenken muss, dass sich die Arbeit auf eine besondere Gruppe von Symptomen oder eine benannte Krankheit bezieht. Am besten sollten Sie sich selbst daran erinnern, dass Sie nach Unterstützung bei einem besonderen Problem suchen und nicht für die Gesamtsituation des Klienten. Und dieses Ziel erreichen Sie am einfachsten, indem Sie das Problem in die Fragen einbeziehen und es nicht nur als Anspielung belassen. Die Fragen könnten so aussehen:

Wäre es angebracht, einige Fragen rund um Essgewohnheiten und Nahrungsergänzungen für Angelas Divertikulitis zu stellen, unter Verwendung des Ernährungstestmenüs? – Ja.

Befindet sich der erste Punkt, den wir uns für dieses Problem ansehen sollten, auf der ersten Seite? – Nein.

Befindet er sich auf der zweiten Seite? – Ja.

[Finden Sie den Punkt auf der Seite und arbeiten Sie die Einzelheiten heraus.]

Wäre es angebracht, jetzt noch mehr auf dieses Problem hin zu testen? – Ja.

Ist es mehr Ernährungsarbeit? – Ja. [Usw.]

4. Eine spezifische Ernährungsempfehlung austesten

Hier prüfen Sie, ob etwas, was der Klient tun will, angebracht ist. Manchmal bittet Sie der Klient, irgendeinen besonderen Ernährungshinweis zu überprüfen, zum Beispiel: „Glauben Sie, dass ich irgendwelche Ergänzungen nehmen sollte?“, oder: „Ich habe dieses Buch über Nahrungsmittelkombinationen gelesen; glauben Sie, dass diese mir helfen würden?“ Bei unserem Beispiel berichtet Ihnen die Klientin, dass sie gelesen habe, die Reduktion der Fettzufuhr sei gut bei Divertikulitis, und will wissen, ob dieser Hinweis wirklich passend für sie sei.

Wäre es angebracht, bei Angela am Thema „Fettverbrauch“ zu arbeiten? – Ja.

Würde sich eine Veränderung des Fettverbrauchs irgendwie positiv auf die Divertikulitis auswirken? – Ja.

Wäre es angebracht, die Fettaufnahme zu reduzieren? – Nein.

Die Fettart auf irgendeine Weise zu verändern? – Ja. [Usw.]

Beachten Sie, dass die erste Frage etwas weiter gefasst ist als jene, die die Klientin fragt, da hier nicht spezifisch von einer Reduktion die Rede ist. Das ist beabsichtigt – wenn Sie die Frage so fragen, wie die Klientin sie formuliert hat, könnte die Antwort auch „Nein" lauten. Da die Klientin das Thema aufgebracht hat, hat sie ein wirkliches Interesse an dem Thema, daher wäre es eine Schande, dieses Engagement dadurch zu verlieren, dass wir die Frage nicht weit genug stellen.

Das Ergebnis kann natürlich auch lauten, dass zwar der Fettverbrauch nicht verändert werden, aber dass die Klientin etwas anderes unternehmen sollte. Zum Beispiel:

Wäre es angebracht, bei Angela am Thema „Fettverbrauch" zu arbeiten? – Nein.

Gibt es irgendwelche Veränderungen in ihrer Ernährungsweise, die Angela einführen könnte, um ihrer Divertikulitis beizukommen? – Ja.

[Sie berühren jetzt den Bereich „Ernährungstesten bei einem spezifischen Problem" – siehe oben.]

Eine weitere Möglichkeit besteht darin, dass Veränderungen im Fettverbrauch für die Klientin wichtig sein könnten, aber nicht auf die Weise, wie sie dies erwartet hat. Die Fragen könnten in diesem Fall so aussehen:

Wäre es angebracht, bei Angela am Thema „Fettverbrauch" zu arbeiten? – Ja.

Würde sich eine Veränderung des Fettverbrauchs irgendwie positiv auf die Divertikulitis auswirken? – Nein.

Wäre sie gesundheitlich auf andere Weise von Vorteil? – Ja.

[Arbeiten Sie den entsprechenden Bereich der Gesundheit heraus und was getan werden muss.]

Ich schlage vor, Sie ermitteln den gesundheitlichen Nutzen, *bevor* Sie sich damit beschäftigen, was genau die Klientin tun sollte. Beispielsweise könnte die Veränderung des Fettverbrauchs zuträglich für Angelas trockene *Haut* sein, wobei aber diese Reizung wohl weniger vordringlich ist als die Divertikulitis. In diesem Fall könnte es besser sein, eine Notiz zu machen, um sich mit diesem Bereich in einer späteren Sitzung zu beschäftigen, sobald das Problem der Divertikulitis gelöst ist.

Manchmal sind Sie selbst vielleicht diejenige, die eine Ernährungsinformation überprüfen will. Beispielsweise haben Sie vielleicht einen Klienten mit Psoriasis und Sie haben einige Fortschritte gemacht, aber nicht so viele, wie sie gerne möchten. Jetzt sind Ihnen Informationen über ein neues Produkt zugeschickt worden, das angeblich bei Psoriasis besonders gut sein soll, und Sie möchten spezifisch danach fragen. In diesem Fall würden Sie den Teil des Ernährungstestmenüs heranziehen, der sich mit den Nahrungsergänzungen befasst (siehe Seite 210 ff.), wobei der genaue Ausschnitt des Menüs natürlich variieren wird, abhängig von der Art des Hinweises, den Sie austesten wollen.

Was Sie bei der Arbeit mit dem Testmenü bedenken sollten

Das Menü für die Arbeit am Thema Ernährung (Seiten 55 bis 67) stellt das Herz dieses Buches dar. Es mag zunächst abschreckend und kompliziert wirken, aber sobald Sie einmal gelernt haben, es einzusetzen, werden Sie diejenigen Elemente in der Ernährung des Klienten, die er verändern soll, schnell herausgreifen und erkennen können, *wie* genau die Veränderungen aussehen sollen. In Anhang F finden Sie ein Beispiel für die Anwendung des Menüs.

Als ich die Kinesiologie zum ersten Mal für Ernährungstests einsetzte, hatte ich nur ein sehr einfaches Menü mit vier grundlegenden Fragen: Sollte die Klientin ...

- mit etwas beginnen?
- etwas erhöhen / vermehrt aufnehmen?
- mit etwas aufhören?
- etwas reduzieren?

Schnell wurde mir aber klar, dass diese Fragen unzureichend waren. Wenn ich zum Beispiel herausfand, dass die Klientin die Aufnahme von etwas Bestimmtem erhöhen sollte, konnte dies – so stellte ich fest – ein einzelnes Nahrungsmittel sein (zum Beispiel Äpfel) oder ein Nährstoff (zum Beispiel Vitamin C) oder eine Nahrungsmittelgruppe (zum Beispiel sämtliches Obst) usw. Die Angelegenheit wurde noch komplizierter dadurch, dass diese Erhöhung nur zu einer bestimmten Tageszeit stattfinden sollte (zum Beispiel um 15 Uhr nachmittags oder kurz vor der Mittagszeit) oder mit einer besonderen Aktivität verbunden war (zum Beispiel sofort nach sportlichen Übungen).

Was so als einfaches Vier-Fragen-Verfahren begonnen hatte, uferte aus und ich wurde nervös bei dem Gedanken, mich eingehender mit diesem Bereich zu befassen. Das schien alles zu kompliziert zu sein. Aber ich wusste, dass Ernährung und Essgewohnheiten oft von entscheidender Bedeutung für die langfristige Gesundheit der Klienten sind, und so entwickelte ich über mehrere Jahre hinweg dieses Ernährungstestmenü.

Bei der Arbeit mit dem Menü erkannte ich, dass es einige allgemeine Überlegungen gab, die auf den gesamten Bereich anwendbar waren. Das Folgende sollten Sie also *immer* bedenken, wenn Sie mit dem Ernährungstestmenü arbeiten.

Gleichbleibende Interpretation der Muskelreaktion

Sie können Ihre energetische Testmethode so einrichten, dass Sie Antworten immer in einer ganz bestimmten Form erhalten. Beispielsweise können Sie beim Muskeltesten die „schwache“ Muskelreaktion (anders gesagt: Der Muskel ist „entriegelt“) so definieren („eichen"), dass sie ein „Ja" auf Ihre Frage bedeutet; entsprechend wäre dann die „starke" Muskelreaktion („verriegelt") als ein „Nein" zu interpretieren. Wichtig dabei ist nicht so sehr, was genau Sie festlegen, sondern dass Sie diese Ihre Einstellungen regelmäßig in der gleichen Weise verwenden, damit Sie verlässlich interpretieren können, was die Muskelreaktion bedeutet. Gelegentlich habe ich Schüler gehabt, die einen Muskel testeten, eine Antwort erhielten und mich dann fragten: „Was heißt das denn?" Also: Bevor Sie irgendeinen Test durchführen, sollten Sie sich genau darüber im Klaren sein, was die unterschiedlichen Reaktionen bedeuten. Andernfalls werden Sie wahrscheinlich auch keine bedeutsamen Ergebnisse erzielen.

Dominoeffekte

Veränderungen in *einem* Bereich können notwendige Veränderungen in einem anderen nach sich ziehen. Beispielsweise könnten Sie testen, dass eine Klientin ihre Ballaststoffmenge erhöhen muss – dann wird es vermutlich auch notwendig sein, die Wasserzufuhr zu erhöhen. Dies lässt sich auf zwei Arten herausfinden:

Zunächst lässt sich das durch die Frage feststellen: *Gibt es noch etwas, was wir darüber herausfinden sollten?*

Und wenn Sie als Antwort „ja" erhalten, testen Sie weiter, bis Sie erfahren, dass die Klientin ihre Wasserzufuhr erhöhen sollte.

Ein Ergebnis bekommen Sie auch auf folgende Weise: indem Sie auf die Frage: *Gibt es noch etwas, was wir darüber herausfinden sollten?*, ein „Nein" erhalten und dann auf die Frage: *Gibt es noch etwas, was wir tun sollten?*, ein „Ja". Dann testen Sie im Menü, bis Sie zum Punkt „Wasser" gelangen.

Der Vorteil der ersten Variante besteht darin, dass der Zusammenhang der beiden Ergebnisse auf der Hand liegt. Der Vorteil der zweiten Methode besteht darin, dass sie in der Praxis leichter durchzuführen ist. Im Allgemeinen verwende ich die zweite

Methode, aber Sie können Ihre Vorgehensweise auf beide Arten einrichten. Seien Sie aber *konsequent*. Mit „Einrichten" meine ich, dass Sie sich völlig klar darüber sind, was eine Antwort mit „Ja" genau bedeutet, und dass Sie konsequent bei dieser Klarheit bleiben.

Die Logik der Ordnung

Manchmal müssen Sie zu einem bestimmten Thema verschiedene Dinge genau festlegen. Wenn Sie sich zum Beispiel anhand des Menüs dafür entscheiden, dass Sie sich den Zeitpunkt des Wassertrinkens in Bezug auf die Mahlzeiten näher ansehen, müssen Sie wissen, um welche Mahlzeit (oder Mahlzeiten) es sich handelt, und auch, welcher Zeitabstand zwischen den Mahlzeiten liegen bzw. ob vor oder nach den Mahlzeiten getrunken werden soll.

Es ist einfach, sich zunächst auf die Zeit zu konzentrieren, denn genau so ist der betreffende Punkt im Ernährungstestmenü auch benannt. Aber Sie sollten genau festlegen, mit welcher Mahlzeit Sie sich befassen, denn es könnte sich um eine ganz spezifische drehen (zum Beispiel kein Wasser eine Stunde vor dem *Abendessen*) oder es könnten mehrere Mahlzeiten oder sogar alle Mahlzeiten gemeint sein (zum Beispiel: Trinken Sie beim Mittag- und beim Abendessen ein großes Glas Wasser.).

Das folgende Beispiel zeigt Ihnen, wie Sie *nicht* vorgehen sollten:

Soll ich mir das Wassertrinken in Bezug auf Mahlzeiten genauer ansehen? – Ja.

Soll es vor der Mahlzeit sein?

Der Fragesteller hat hier angenommen, dass sich die Information nur auf eine Mahlzeit bezieht. (Aber selbst dann wäre es logisch, zuerst zu klären, welche Mahlzeit genau gemeint ist!) Auf dem Papier mag die Gefahr, dass dieser Irrtum passiert, auf der Hand liegen und leicht zu vermeiden sein; aber diese Unklarheit kam in der Praxis bei Kursteilnehmern, die ich im Ernährungstesten unterrichtete, sehr häufig vor.

Es folgt ein Beispiel für *korrektes Fragen* (– es gibt natürlich auch noch andere Wege):

Soll ich mir das Wassertrinken in Bezug auf Mahlzeiten genauer ansehen? – Ja.

Bezieht sich dies auf alle Mahlzeiten? – Ja.

Gilt die Information für alle Mahlzeiten? – Nein.

Gibt es Beschränkungen / Erfordernisse für alle Mahlzeiten? – Nein.

Gibt es Beschränkungen / Erfordernisse für das Frühstück? – Ja.

Für das Mittagessen? – Nein.

Für die Mahlzeit am Abend? – Ja.

In Ordnung, also für das Frühstück ...

Nachdem wir die genaue Information über das Frühstück erhalten haben, sollten wir nach dem Abendessen fragen, nicht aber (in diesem Fall) nach dem Mittagessen.

Ein bestimmtes Nahrungs*mittel* oder eine Nahrungs*kategorie* herausfinden?

Häufig werden Sie ein bestimmtes Nahrungsmittel oder eine Nahrungsmittelkategorie ermitteln müssen. Dies kann dem Ziel dienen, das Nahrungsmittel zu vermeiden oder aber mehr davon zu verzehren, es zu einer bestimmten Tageszeit zu sich zu nehmen und so weiter. Zunächst müssen Sie festlegen, ob Sie nach einem bestimmten Nahrungsmittel oder einer Nahrungsmittelkategorie suchen:

Suche ich nach einer Nahrungsmittelkategorie? – Nein.
Suche ich nach einem bestimmten Nahrungsmittel? – Ja.

Unabhängig davon, ob Sie nun nach einer Kategorie (zum Beispiel Fleisch oder Nahrungsmittel reich an Vitamin C oder Nahrungsmittel aus der Familie der Nachtschattengewächse) oder aber nach einem einzelnen Lebensmittel (zum Beispiel Karotte oder Scholle oder Hamburger) suchen, beginnen Sie mit den Klassifizierungen. Ich klassifiziere Nahrungsmittel auf drei verschiedene Arten:

1. Kulinarische Klassifizierung – siehe Anhang B1
2. Ernährungsphysiologische Klassifizierung – siehe Anhang B2
3. Botanische Nahrungsfamilien – siehe Anhang B3

Beachten Sie, dass dies lediglich unterschiedliche Wege sind, dieselben Dinge zuzuordnen; alle einfachen Nahrungsmittel erscheinen also in allen drei Kategorien. Zum Beispiel finden Sie die Karotte über die kulinarische Klassifizierung (als Gemüse), über die ernährungsspezifische Klassifizierung (als Nahrungsmittel reich an Betacarotin) und über die botanische Klassifizierung (als Petersilien-Familie).

Wenn Sie nach einer Kategorie suchen, sind Sie mit dem Fragen eher fertig, als wenn Sie nach einem einzelnen Lebensmittel suchen. Zunächst legen Sie fest, welche Klassifizierung Sie verwenden – die kulinarische, ernährungsspezifische oder botanische. Dann finden Sie die Kategorie innerhalb dieser Klassifizierung, zum Beispiel so:

Welche Kategorisierung wäre für das Nahrungsmittel am passendsten – die Form der kulinarischen Klassifizierung? – Ja.

Indem Sie nach dem passendsten Weg fragen, fragen Sie in gewissem Sinne auch nach dem einfachsten und schnellsten Weg. Die botanische Liste ist besonders für einige der weniger offensichtlichen Dinge (zum Beispiel Buchweizen) sehr hilfreich. Die kulinarischen Kategorien helfen beim Finden komplexerer Nahrungsmittel (zum Beispiel „Burger“).

Eine Nahrungskategorie ermitteln

Nachdem wir festgestellt haben, wie wir die Nahrungskategorie am besten finden, können wir mit detaillierteren Fragen beginnen. Wenn Sie also nach einer Gruppe innerhalb der kulinarischen Klassifizierung suchen (siehe Anhang B1), dann fragen Sie:

Ist es Fleisch? – Nein.

Ist es Fisch? – Ja.

[Behalten Sie im Hinterkopf, dass Sie nach einer Nahrungskategorie und nicht nach einem spezifischen Nahrungsmittel suchen; Sie werden also keinen bestimmten Fisch finden, auch wenn Sie eventuell nach einer Subkategorie bei den Fischen suchen, zum Beispiel so:]

Sind es alle Fische? – Nein.

Sind es Krustentiere? – Ja.

Nur Krustentiere? – Ja.

Ein spezifisches Nahrungsmittel austesten

Beim Suchen nach einem ganz bestimmten Nahrungsmittel können Sie die Nahrungskategorien einengen, um die Möglichkeiten einzugrenzen. Zum Beispiel:

Welche Art der Klassifizierung würde mir helfen, das Nahrungsmittel am schnellsten zu finden – ist es die kulinarische Klassifizierung? – Ja.

Ist es Fleisch? – Nein.

Ist es Fisch? – Nein.

Ist es ein Milchprodukt? – Ja. [Beachten Sie, dass an dieser Stelle nicht alle Milchprodukte gemeint sind, denn Sie suchen nach einem spezifischen Nahrungsmittel und nicht nach einer ganzen Kategorie.]

Ist es Milch? – Nein.

Ist es Käse? – Ja.

Ist es ein bestimmter Käse? – Nein.

[Sie können die Möglichkeiten auch eingrenzen, indem Sie fragen, wann der Klient gewöhnlich das Nahrungsmittel verzehrt, zum Beispiel so:]

Wird das Nahrungsmittel, nach dem wir suchen, gewöhnlich bei den meisten Mahlzeiten verzehrt? – Nein.

Wird das Nahrungsmittel gewöhnlich bei einer bestimmten Mahlzeiten verzehrt (oder bei mehreren bestimmten)? – Nein.

Wird es zwischen den Mahlzeiten gegessen? – Ja. [Lassen Sie sich von der Klientin sagen, was sie zwischen den Mahlzeiten isst.]

Handelt es sich um eines der Dinge, die die Klientin erwähnt hat? – Nein.

[Befragen Sie wieder die Klientin, die sich jetzt vielleicht daran erinnert, dass sie im Auto ein Paket Kaugummi aufbewahrt und beim Fahren gerne Kaugummi kaut.]

Ist es Kaugummi? – Ja.

Ist es nur Kaugummi? – Ja.

Schädliche Nahrungsmittel

Wenn Sie sich in der Sitzung mit schädlichen Nahrungsmitteln oder Getränken beschäftigen (zum Beispiel Alkohol, verarbeitete Nahrungsmittel usw.), fragen Sie im Normalfall nach der maximal möglichen Menge und nicht nach der optimalen Menge. Sie müssen sich klar darüber sein, wie Sie Ihrem Klienten diese Information weitergeben: Sie sollten nicht sagen, dass er „x" Schokoladenriegel pro Woche essen solle, sondern Sie informieren darüber, dass „x" der Maximalwert ist, den er konsumieren kann, ohne dass die Gesundheit anhaltenden Schaden nimmt. Betonen Sie dies, denn andernfalls kann es passieren, dass Klienten diese Menge an Schokolade essen, wenngleich sie ihnen nicht gut tut! Ich sage meistens etwas in der Art: „Das Testen ergibt, dass Sie maximal zwei Schokoladenriegel pro Woche essen können, ohne dass Sie Ihrer Gesundheit langfristigen Schaden zufügen. Das heißt aber nicht, dass Sie so viel auch essen *sollten*, denn der Verzehr wäre für Sie nicht vorteilhaft."

Zuträgliche Nahrungsmittel

Wenn Sie sich mit Nahrungsmitteln oder Getränken von vorteilhafter Wirkung beschäftigen (zum Beispiel biologische Lebensmittel, gutes Wasser usw.), dann fragen Sie gewöhnlich nach der *optimalen* Menge; in manchen Situationen fragen Sie vielleicht nach der *minimalen* Menge:

- Minimum: Wenn jemand wenig Geld hat oder wenn er nur widerwillig etwas verändert, sollten Sie vielleicht nach dem Minimum fragen, mit dessen Hilfe dieser Klient einen Vorteil hat.
- Optimum: Das ist das, was im Allgemeinen oder bei einem besonderen Problem die vorteilhafteste Wirkung haben wird.

Vermeiden, ersetzen, reduzieren oder ergänzen?

Manchmal kann es notwendig sein, dass ein Klient eine Substanz völlig vermeidet, entweder auf unbegrenzte Zeit oder für eine gewisse Zeitspanne. Vor einigen Jahren hatte ich einen Klienten, der auf Fisch stark allergisch reagierte: Sein Hals begann sich zu verschließen, selbst wenn er nur kleinste Mengen von Fischsud aß. Ich führte verschiedene energetische Verfahren durch, um dies zu korrigieren, aber das Testen ergab dann, dass es sechs Monate dauern würde, bis er reaktionslos irgendeinen Fisch verzehren konnte. Ich testete, wie viel er bei jenem ersten Mal zu sich nehmen könnte, und die Menge war nur sehr klein. Ich testete, wie lange er wohl warten musste, bevor er mehr Fisch aß, und wie viel dies sein sollte. Es dauerte eine ganze Weile, bis ein äußerst detailliertes Programm für sein Fischessen erstellt war. Das Testen ergab, dass er schließlich in der Lage sein würde, mehrere Fischvarianten in normalen Mengen zu verzehren. Als ich ihn viele Monate später wiedersah, erzählte er mir, dass er meinen Anweisungen aufs Genaueste gefolgt sei und dass er Fisch nun ohne Probleme essen könne.

Im Normalfall ist es allerdings nicht notwendig, ein so detailliertes Programm für die Wiedereinführung eines Nahrungsmittels zu erarbeiten. Wenn ich festgestellt habe, wann der Klient das Nahrungsmittel zum ersten Mal essen kann, überprüfe ich im Allgemeinen, ob ich eine detailliertere Information einholen muss (zum Beispiel um wie viel und wie bald die Nahrungsmenge erhöht werden kann usw.). Sehr häufig ist das aber nicht notwendig. Vermutlich lag es an der Extremreaktion jenes Klienten, dass in diesem Fall solche Informationen notwendig waren.

Wenn Sie testen, dass jemand etwas verringern oder ganz weglassen sollte, ist es wichtig nachzusehen, was derjenige stattdessen unternehmen könnte. Zum Beispiel, wenn Sie testen, dass der Klient seine Kaffeemenge reduzieren sollte, fragen Sie laut danach, womit er den Kaffee ersetzen will, und testen Sie dann, ob dieser Ersatz zuträglich ist. Andernfalls wird der Klient vielleicht Ihre Instruktion befolgen und weniger Kaffee trinken, ihn jedoch durch schwarzen Tee oder Kamillentee ersetzen, die aber für ihn vielleicht Allergene sind. Sie finden beispielsweise heraus, dass die Klientin, die normalerweise sieben Tassen Kaffee pro Tag trinkt, maximal zwei trinken sollte. Wenn Sie fragen, was sie stattdessen trinkt, sagt sie: „Tee wahrscheinlich, oder vielleicht diesen neuen Orangedrink, den ich in der Fernsehwerbung gesehen habe." Prüfen Sie zuerst, wie der Tee (mit Milch, Zucker usw.) und der Orangedrink getrunken wird (mit Eis, einer Zitronenscheibe usw.). Dann beginnen Sie zu testen:

> Wird es Lily schaden, wenn sie fünf Tassen Tee mit Süßstoff pro Tag trinkt, um den derzeit getrunkenen Kaffee zu ersetzen? – Ja.
>
> Ist es also angebracht, wenn einer der Ersatzstoffe Tee ist, wie sie es beschrieben hat? – Nein.
>
> Wenn sie den Süßstoff wegließe, wäre der Tee dann angebracht? – Ja.
>
> [Erst ein Schreckensschrei von der Klientin und dann: „Naja, dann müsste ich Zucker nehmen."]
>
> Wenn sie also einen Teelöffel Zucker hinzufügte, wäre dies zuträglich? – Ja.
>
> Wäre es zuträglich, wenn alle fünf Tassen Tee wie dieser wären? – Nein.
>
> [Finden Sie die zuträgliche Zahl und prüfen Sie danach das Orangengetränk.]

Wenn ein Klient etwas erhöhen sollte, gelten dieselben Überlegungen. Zum Beispiel, wenn der Klient seine Obstzufuhr erhöhen sollte, fragen Sie ihn, welche spezifischen Früchte er hinzufügen würde, und überprüfen Sie dann, ob diese Auswahl angebracht wäre.

Nahrungsmittel aufsparen?

Wenn etwas eingeschränkt wird, ist das Konzept des Aufsparens von Nahrungsmitteln sinnvoll. Beispielsweise könnten Sie herausfinden, dass ein Klient 100 Gramm Schokolade pro Tag verträgt oder eine viertel Tasse Kaffee pro Tag. Wenn ihm dies mitgeteilt wird, wird der Klient vielleicht fragen, ob es möglich sei, die Nahrung aufzusparen und dann das Aufgesparte auf einmal zu verzehren. Ich entwickelte das Konzept des „Aufsparens von Nahrungsmitteln" als Reaktion auf diese Art Fragen. Ich fand heraus, dass sich als Antwort auf diesen Wunsch eines Klienten eine kinesiologische Frage am leichtesten so formulieren lässt:

Für wie viele Tage wäre es für Sie angebracht, Nahrungsmittel aufzusparen – für mindestens drei Tage? – Nein.

Für mindestens zwei? – Ja.

Also kann Emma jeden zweiten Tag 200 Gramm Schokolade essen, oder 100 Gramm jeden Tag, ist das korrekt? – Ja.

Beachten Sie, dass die Klientin somit niemals mehr Schokolade als für zwei Tage aufsparen kann. Wenn Emma also beispielsweise drei Tage lang keine Schokolade gegessen hat, kann sie trotzdem nur 200 Gramm verzehren, denn dies ist die Maximalmenge, die sie „aufsparen" darf.

Beim Beispiel Kaffee könnten Sie testen, dass der Gegenwert von bis zu fünf Tagen Kaffee aufgespart werden kann. Dann würden Sie dem Klienten erklären, dass er eine viertel Tasse Kaffee pro Tag trinken oder diesen aufsparen und alle zwei Tage eine halbe

Tasse trinken kann. Oder er trinkt alle vier Tage eine ganze Tasse oder alle fünf Tage eine Tasse und eine viertel Tasse. Der Klient kann die Mengen variieren, aber er kann den Kaffee nicht für mehr als fünf Tage aufsparen oder mehr „abheben“, als was er bis zu einem bestimmten Zeitpunkt gespart hat.

Wie soll es „danach“ weitergehen?

Sie sollten nicht automatisch davon ausgehen, dass die Klientin mit der durch Testen ermittelten Maßnahme nach Ablauf der empfohlenen Zeitspanne aufhören soll. Die Maßnahme könnte dann vielmehr ...

- zunehmen (zum Beispiel eine größere Dosis einer Ergänzung, häufigere Mahlzeiten usw.)
- abnehmen (zum Beispiel nimmt die Klientin zwei Kapseln anstatt drei usw.)
- enden
- sich irgendwie verändern (zum Beispiel nimmt die Klientin jetzt eine Ergänzung zu einer anderen Tageszeit ein)
- sich abwechseln (zum Beispiel nimmt die Klientin drei Wochen lang eine andere Calciumart, dann wieder vier Wochen lang das Originalpräparat und so weiter)

Wenn die Aktivität bis zum nächsten Termin andauert, können Sie bei diesem Termin prüfen, was danach passieren soll. Wenn die Klientin aber keinen weiteren Termin vereinbart hat oder wenn der nächste Termin nach dem Enddatum der Aktivität liegt, müssen Sie in der aktuellen Sitzung schon prüfen, was danach passieren soll. Die Fragestellung könnte so aussehen:

Also, nehmen wir danach mehr von der Nahrungsergänzung? – Nein.

Reduzieren wir sie? – Nein.

Hören wir damit auf? – Nein.

Verändern wir sie auf irgendeine Art? – Ja.

Die Art der Nahrungsergänzung? – Nein.

Den Zeitpunkt der Einnahme? – Ja. [Usw.]

Wie präzise müssen Sie sein?

Pauschalanleitungen zur Präzision sind kaum möglich, denn die Situationen sind so unterschiedlich. Es ist einfach zu sagen und nachzuvollziehen, dass Sie eigentlich immer absolut präzise sein sollten – aber in der Realität kann ein Zuviel an Präzision manchmal hinderlich sein.

Beispielsweise testen Sie vielleicht den besten Zeitpunkt für das Mittagessen aus (siehe Seite 75); Sie könnten das bis zur letzten Minute austesten (oder sogar bis zur Nanosekunde), aber ist das wirklich notwendig und zielführend? Sie könnten etwa herausfinden, dass der Klient sein Mittagessen um 13.06 Uhr essen sollte, aber was passiert, wenn der Klient sein Essen erst um 13.07 Uhr beginnt? Sicher können Sie sich einen überängstlichen Klienten vorstellen, der sehr in Stress gerät, weil es vielleicht schon 13.10 Uhr ist und er noch nicht zu essen begonnen hat. Seine Verdauung wird sich dadurch beim Essen der Mahlzeit sicher nicht verbessern!

Der gesunde Menschenverstand wird Ihnen oft den Weg weisen, wie präzise Sie sein müssen, aber lassen Sie sich das durch Tests bestätigen. Es folgt ein Beispiel, bei dem Sie die Zeitspanne schon irgendwie eingegrenzt haben:

Jakob soll sein Mittagessen also zwischen 13.00 Uhr und 13.30 Uhr essen, ist das richtig? – Ja.

Müssen wir noch präziser sein? – Ja.

Zwischen 13.00 Uhr und 13.15 Uhr? – Ja.

Müssen wir präziser sein? – Nein.

Wie Klienten sich das Szenario vorstellen sollen

Bei einigen Verhaltensänderungen kann es ziemlich schwierig sein, mit Worten akkurat zu beschreiben, was der Klient tun sollte. Wenn Sie damit tatsächlich Mühe haben, können Sie den Klienten auch bitten, die Handlung zu visualisieren (zum Beispiel auf eine bestimmte Weise zu kauen) und dann testen Sie, ob die Art, wie die Handlung visualisiert wurde, passt. So arbeiten Sie mit dem Klienten, bis dieser korrekt visualisiert. Wichtig ist, dass diese Visualisierungen wirklich lebendig sind, da der Klient seine Bilder behalten muss, lange nachdem er den Therapieraum verlassen hat.

Wenn Klienten beim Fragenstellen „helfen" wollen

Manchmal wird der Klient versuchen, beim Fragen „auszuhelfen", indem er sagt: „Oh, ich weiß, was das ist ..., es ist ..." Manchmal hat er mit seiner Annahme sicher recht, aber ganz egal, wie plausibel diese klingt, Sie sollten sie auf alle Fälle überprüfen. Hier folgt ein Beispiel:

Ist Johns Vorschlag korrekt? – Nein.

Geht seine Annahme in die richtige Richtung? – Ja.

In Ordnung, also, John schlug vor, dass das Problem darin besteht, dass er das Frühstück verpasst und einfach nur Mengen von Kaffee trinkt. Sollen wir uns dies ansehen? – Nein.

Geht es um seinen Kaffeeverbrauch? – Ja.

Über den ganzen Tag verteilt? – Ja. [Usw.]

Alle Möglichkeiten berücksichtigen

An verschiedenen Stellen im Ernährungstestmenü werden Sie die Punkte „Sonstiges" oder „Weitere Möglichkeiten/Aspekte" finden. Diese Kategorie ist sehr wichtig, denn durch sie kommen Sie auf Dinge, die noch nicht aufgelistet sind. Dafür müssen Sie systematische Fragen stellen (nachzulesen in meinem Buch *Effektive Fragetechniken in der Kinesiologie*).

Im Ernährungstestmenü werden Sie auch einige Punkte in Klammern entdecken: {xxx}. Diese bedeuten, dass diese Wahlmöglichkeit auf der Grundlage unseres derzeitigen Verständnisses von Ernährung unwahrscheinlich ist, hier aber doch der Vollständigkeit halber angeführt wird.

Bestätigungsfragen stellen

Während des gesamten Testens sollten Sie immer wieder Überprüfungs- oder Bestätigungsfragen stellen. Ich tue dies gewöhnlich auf zwei Arten:

- eine entgegengesetzte Frage stellen oder
- eine zusammenfassende Frage stellen.

Entgegengesetzte Fragen liegen vor, wenn Sie die Frage so formulieren, dass Sie die entgegengesetzte Muskelreaktion erwarten, zum Beispiel:

Sind es acht Gläser Wasser pro Tag? – Ja.

Sind es mehr als acht? – Nein.

Zusammenfassende Fragen sind besonders nützlich, wenn das, was Sie bisher herausgefunden haben, sehr kompliziert ist, zum Beispiel:

Sam muss acht Gläser Wasser pro Tag trinken, zusätzlich zu dem, was er bereits trinkt. Mindestens zwei dieser Gläser sollte er mit dem Frühstück trinken, und er sollte beim Mittagessen kein Wasser trinken. Ist das korrekt?

Falls die zusammenfassende Frage ein negatives Ergebnis bringt, müssen Sie sie auseinandernehmen und auf diese Weise herausfinden, welcher Teil inkorrekt ist, zum Beispiel:

Ist es korrekt, dass Sam acht Gläser Wasser trinken muss, zusätzlich zu dem, was er jetzt schon trinkt? – Ja.

Ist es korrekt, dass mindestens zwei dieser Gläser beim Frühstück getrunken werden sollten? – Nein.

Ist die Quantität für das Frühstückswasser inkorrekt? – Nein.

Ist es der Zeitpunkt? – Ja.

Also, sollte dies <u>vor</u> dem Frühstück sein? – Ja.

Muss ich feststellen, wie lange vorher? – Ja. [Usw.]

Sobald dieser Teil einmal stimmt, kehren Sie zur ursprünglichen, zusammenfassenden Frage zurück, verändern Ihre Fragen entsprechend und beginnen erneut.

Diese bestätigenden Fragen sollten wirklich mit gebührender Sorgfalt und Aufmerksamkeit ausgetestet werden. Gehen Sie die Punkte nicht einfach nur durch in der Annahme, dass Sie schon alles richtig machen. Es mag ermüdend sein, aber was hat es für einen Sinn, Zeit zu „sparen“, wenn Sie den Klienten ungenaue Informationen geben?

Das Testmenü zum Thema Ernährung (Übersicht)

01 Methode des Essens (Seite 80)

- ○ Kauen (Seite 80)
  - Kauen, jeden Bissen
  - Zeit zwischen den Bissen
- ○ In kleinen Schlucken trinken (Seite 83)
  - Alle Flüssigkeiten
  - Flüssigkeiten mit einer bestimmten Temperatur
  - Eine bestimmte Flüssigkeit
- ○ Riechen / Schmecken / Berühren (Seite 84)
- ○ Essen mit Bewusstheit (Seite 84)
- ○ Setting und Ritual (Seite 85)
- ○ Körperposition (Seite 86)
- ○ Sonstiges

02 Temperatur (Seite 87)

- ○ Zu heiß
  - Alle Nahrungsmittel und Getränke
  - Alle Getränke
  - Alle Nahrungsmittel
  - Kategorie der Nahrungsmittel / Getränke
  - Bestimmtes Nahrungsmittel / Getränk
- ○ Zu kalt
  - Unterpunkte wie oben ...

03 Mahlzeiten (Seite 88)

- ○ Zahl der Mahlzeiten
  - Erhöhen (Seite 89)
  - Reduzieren (Seite 89)

04 Snacks (Seite 89)

- ○ Erhöhen
- ○ Reduzieren
- ○ Bestimmte Nahrungsmittel

05 Zeiteinteilung (Seite 90)

- ○ Mahlzeiten (Seite 75)
  - Alle Mahlzeiten
  - Eine bestimmte Mahlzeit
- ○ Früheste / späteste Zeit zum Essen (Seite 76)
- ○ Nahrungsmittelkategorie
- ○ Ein spezifisches Nahrungsmittel
- ○ Nahrungsergänzungen Anhang D2
- ○ Medikamente Anhang D2
- ○ Sonstiges

06 Nahrungsmittelqualität (Seite 92)

- ○ Biologisch zertifiziert (Seite 92)
- ○ Frisch
- ○ Sonstiges

07 Nahrungsmittelaufbewahrung und -zubereitung (Seite 95)

- ○ Aufbewahrungstemperatur (Seite 95)

  - Kühlschrank
  - Gefrierschrank
  - Bestimmtes Nahrungsmittel oder Kategorie
- ○ Hell / dunkel (Seite 96)
- ○ Behälter, Hüllen und Utensilien (Seite 96)
  - Phthalate (Weichmacher)
  - Aluminium
  - Nickel
  - Blei
  - Eisen
  - Ton
  - Sonstiges
- ○ Kochmethode
  - Mikrowelle (Seite 98)
  - Braten (Seite 99)
  - Sonstiges
- ○ Weitere Aspekte

08 Gesamtkalorien (Seite 102)

- ○ Kalorien
  - Abnahme
  - Zunahme
- ○ Körperliche Betätigung (sprengt den Rahmen dieses Buches)

09 Kohlenhydrate und glykämischer Index (Seite 106)

- ○ Kohlenhydrate allgemein erhöhen
- ○ Kohlenhydrate allgemein senken
- ○ Die Nahrungsmittel mit niedrigem glykämischem Index erhöhen
  - Spezifische Nahrungsmittel
  - Generell

- Tageszeit
- Aktivitätsbezogen

○ Nahrungsmittel mit niedrigem glykämischem Index verringern
  - Unterpunkte wie oben

○ Nahrungsmittel mit hohem glykämischem Index erhöhen
  - Unterpunkte wie oben

○ Nahrungsmittel mit hohem glykämischem Index verringern
  - Unterpunkte wie oben

10 Wasser (Seite 111)

○ Quantität
  - In Zusammenhang mit Mahlzeiten
  - In Zusammenhang mit einer Nahrungskategorie
  - In Zusammenhang mit einem spezifischen Nahrungsmittel
  - In Zusammenhang mit einer Aktivität
  - Sonstiges

○ Qualität

○ Zeitpunkt (Seite 75)

○ Weitere Aspekte

11 Ballaststoffe (Seite 117)

○ Löslich
  - Erhöhen
  - {Reduzieren} – unwahrscheinlich

○ Nicht löslich
  - Erhöhen
  - Reduzieren

12 Proteine (Seite 120)

○ Gesamtmenge
  - Erhöhen
  - Reduzieren

- ○ Bestimmte Proteinart
  - Erhöhen
  - Reduzieren
- ○ Bestimmte Aminosäure (Seite 123)
  - Erhöhen
  - Reduzieren
- ○ Zeitpunkt (Seite 75)

13 Öle und Fette (Seite 134)

- ○ Gesättigte Fette (Seite 139)
  - Generell erhöhen
  - Spezifische F. erhöhen
  - Generell reduzieren
  - Spezifische F. reduzieren
- ○ Mehrfach ungesättigte Fette (Seite 139)
  - Generell erhöhen
  - Spezifische F. erhöhen
  - Generell reduzieren
  - Spezifische F. reduzieren
- ○ Einfach ungesättigte Fette (Seite 139)
  - Generell erhöhen
  - Spezifische F. erhöhen
  - Generell reduzieren
  - Spezifische F. reduzieren
- ○ Transfettsäuren (Seite 140)
  - {Generell erhöhen } – unwahrscheinlich
  - {Spezifische T. erhöhen} – unwahrscheinlich
  - Generell reduzieren
  - Spezifische T. reduzieren

- Omega-3-Fettsäuren (Seite 136)
  - Aufnahme durch Nahrungsmittel erhöhen
  - Aufnahme durch Nahrungsergänzung erhöhen (Seite 210)
  - Aufnahme durch Nahrungsmittel reduzieren
  - Aufnahme durch Nahrungsergänzung reduzieren (Seite 210)
- Omega-6-Fettsäuren (Seite 137)
  - Aufnahme durch Nahrungsmittel erhöhen
  - Aufnahme durch Nahrungsergänzung erhöhen (Seite 210)
  - Aufnahme durch Nahrungsmittel reduzieren
  - Aufnahme durch Nahrungsergänzung reduzieren (Seite 210)
- Omega-9-Fettsäuren (Seite 138)
  - Aufnahme durch Nahrungsmittel erhöhen
  - Aufnahme durch Nahrungsergänzung erhöhen (Seite 210)
  - Aufnahme durch Nahrungsmittel reduzieren
  - Aufnahme durch Nahrungsergänzung reduzieren (Seite 210)
- Speziell angefertigte Ölmischung (Seite 142)

14 Cholesterin (Seite 146)

- Reduktion der Zufuhr cholesterinreicher Nahrungsmittel
- Reduktion der Zufuhr gesättigter Fette (Seite 139)
- Erhöhung von Ballaststoffen (Seite 117)
- Erhöhung von Nährstoffen, die am Homocystein-Stoffwechsel beteiligt sind (Seite 148)
- Erhöhung des Verzehrs von Stanolen und Sterolen (Seite 148)
  - In Nahrungsmitteln
  - In „funktionellen“ Nahrungsmittelprodukten (angereichert mit zusätzlichen Inhaltsstoffen für einen positiven Effekt auf die Gesundheit)

15 Vitamine (Seite 150 und Anhang A1)

- ○ Erhöhung
  - – Durch Nahrungsmittel
  - – Durch Supplementierung
- ○ Reduktion
  - – Durch Nahrungsmittel
  - – Durch Supplementierung

16 Mineralstoffe (Seite 155 und Anhang A2)

- ○ Erhöhung
  - – Durch Nahrungsmittel
  - – Durch Supplementierung (Seite 210)
- ○ Reduktion
  - – Durch Nahrungsmittel
  - – Durch Supplementierung (Seite 210)

17 Phytochemikalien (Seite 158)

- ○ Erhöhung
  - – Generell
  - – Spezifische Nahrungsmittel
  - – Nahrungsergänzungen (Seite 210)
- ○ {Verringerung} – unwahrscheinlich
  - – Siehe unter Erhöhung von Phytochemikalien

18 Antioxidantien (Seite 161)

- ○ Erhöhung
  - – Generell
  - – Nahrungsmittel
    - – Gruppen von Antioxidantien (Seite 163)
    - – Spezifische Nahrungsmittel
  - – Nahrungsergänzungen (Seite 210)

- ○ {Verringerung} – unwahrscheinlich
  - Unterpunkte wie unter Erhöhung

19 Präbiotika und Probiotika (Seite 165)

- ○ Erhöhung der Zufuhr von Präbiotika
  - Nahrungsmittel
  - Nahrungsergänzung (Seite 210)
- ○ Reduktion der Zufuhr von Präbiotika
  - Nahrungsmittel
  - Nahrungsergänzung (Seite 210)
- ○ Erhöhung von Probiotika
  - Nahrungsmittel
  - Nahrungsergänzung (Seite 210)
- ○ Reduktion von Probiotika
  - Nahrungsmittel
  - Nahrungsergänzung (Seite 210)

20 Kombination von Nahrungsmitteln bewusst vornehmen bzw. vermeiden (Seite 168)

- ○ Standardhinweis zur Nahrungsmittelkombination
- ○ Standardhinweis zur Nahrungsmittelkombination mit Variationen
- ○ Nahrungsmittel bewusst kombinieren (Seite 41)
  - Nahrungsmittelkategorie mit Nahrungsmittelkategorie
  - Ein Nahrungsmittel mit einem anderen Nahrungsmittel
  - Ein bestimmtes Nahrungsmittel mit einer Nahrungsmittelkategorie
- ○ Kombination von Nahrungsmitteln vermeiden
  - Unterpunkte wie oben
- ○ Sonstiges

21 Säure-Basen-Haushalt (Seite 174)

- ○ {Verringerung Alkali bildender Nahrungsmittel} – unwahrscheinlich
- ○ Verringerung Säure bildender Nahrungsmittel
  - Generell
  - Bestimmte Nahrungsmittelart (Seite 41)
- ○ Erhöhung Alkali bildender Nahrungsmittel
  - Generell
  - Bestimmte Nahrungsmittelart (Seite 41)
- ○ {Erhöhung Säure bildender Nahrungsmittel} – unwahrscheinlich

22 Rohe / gekochte Nahrungsmittel (Seite 178)

- ○ Reduktion roher Nahrungsmittel (Seite 41)
  - Generell
  - Nahrungsmittelkategorie
  - Bestimmte Nahrungsmittel
- ○ Erhöhung roher Nahrungsmittel
  - Unterpunkte wie oben
- ○ Verringerung gekochter Nahrungsmittel
  - Unterpunkte wie oben
- ○ Erhöhung gekochter Nahrungsmittel
  - Unterpunkte wie oben

23 Verarbeitete Nahrungsmittel (Seite 181)

- ○ Reduktion verarbeiteter Nahrungsmittel (Seite 41)
  - Gruppe von Nahrungsmitteln
  - Spezifische Nahrungsmittel
- ○ {Erhöhung} verarbeiteter Nahrungsmittel – unwahrscheinlich

24 Nahrungsmittelzusätze (Seite 183)

- ○ Nahrungsmittelzusätze verringern / ganz weglassen
  - Einen bestimmten Zusatzstoff
  - Eine bestimmte Kategorie
- ○ {Nahrungsmittelzusätze erhöhen} – unwahrscheinlich

25 Genussmittel und „Anti-Nährstoffe“ (Seite 187)

- ○ Alkohol (Seite 187)
  - Reduzieren
  - {Erhöhen} – unwahrscheinlich
- ○ Koffein (Seite 189)
  - Reduzieren
  - {Erhöhen} – unwahrscheinlich
- ○ Tee (Seite 190)
  - Reduzieren
  - {Erhöhen} – unwahrscheinlich
- ○ Kaffee (Seite 190)
  - Reduzieren
  - {Erhöhen} – unwahrscheinlich
- ○ Zucker (Seite 191)
  - Reduzieren
  - {Erhöhen} – unwahrscheinlich
- ○ Künstliche Süßstoffe (Seite 191)
  - Reduzieren
  - {Erhöhen} – unwahrscheinlich

26 Allergien (Seite 192)

- ○ Nahrungsmittelkategorie (Seite 41) und Anhänge B1 bis B3
  - Energiearbeit dazu (sprengt den Rahmen dieses Buches)
  - Vermeiden

- ○ Spezifische Nahrungsmittel
  - Energiearbeit dazu
  - Vermeiden
- ○ Getränke
  - Energiearbeit dazu
  - Vermeiden
- ○ Nahrungsmittelergänzungen (Seite 210)
  - Energiearbeit dazu
  - Vermeiden
- ○ Nebensubstanzen
  - Energiearbeit dazu
  - Vermeiden

27 Unverträglichkeiten (Seite 197)

- ○ Nahrungsmittelkategorie (Seite 41) und Anhänge B1 bis B3
  - Energiearbeit dazu (sprengt den Rahmen dieses Buches)
  - Vermeiden
- ○ Spezifisches Nahrungsmittel
  - Energiearbeit dazu
  - Vermeiden
- ○ Getränke
  - Energiearbeit dazu
  - Vermeiden
- ○ Nahrungsergänzungen (Seite 210)
  - Energiearbeit dazu
  - Vermeiden
- ○ Nebensubstanzen
  - Energiearbeit dazu
  - Vermeiden

28 Vitale Energie / Lebenskraft (Seite 66)

○ Vermeiden / Reduzieren:

- Nahrungsmittel (Seite 41)
- Getränke
- Nahrungsergänzungen (Seite 210)
- Nebensubstanzen

○ Einnehmen / Erhöhen:

- Nahrungsmittel (Seite 41)
- Getränke
- Nahrungsmittelergänzungen (Seite 210)
- Nebensubstanzen

29 Ein spezifisches Ernährungsprogramm einhalten? (Seite 204)

○ Vegetarisch (Seite 205)

○ Vegan (Seite 205)

○ Makrobiotisch (Seite 206)

○ Blutgruppendiät (Seite 206)

○ Atkins-Diät (Seite 301)

○ Andere Diät

30 Nahrungsmittelergänzungen (Seite 210 und Anhang A1 und A2)

○ Bisher eingenommene Ergänzungen überprüfen:

- Förderlich und optimal
- Förderlich, aber nicht optimal
- Förderlich, aber etwas daran muss geändert werden
- Schädlich
- Weder förderlich noch schädlich

- Neue Ergänzungen
  - Bestimmter Hersteller
  - Vitamine (Seite 150) und Anhang A1
  - Mineralstoffe (Seite 155) und Anhang A2
  - Aminosäuren (Seite 123)
  - Öle (Seite 134)
  - Antioxidantien (Seite 162)
  - Präbiotika und Probiotika (Seite 165)
  - Sonstiges

31 Weitere Aspekte

Mit dieser Kategorie lassen sich Informationen und Hinweise finden, die durch die übrigen Teile des Ernährungstestmenüs nicht erfasst werden.

*

Anmerkung: Die Klammer {...} bedeutet: Es ist unwahrscheinlich, dass der Körper diese Kategorie will. Der Vollständigkeit halber habe ich sie jedoch in das Testmenü aufgenommen.

Was Sie Ihren Klienten mitgeben sollten

Welche Verbesserungen sind zu erwarten?

Klienten zum Einführen und Einhalten von Veränderungen zu bewegen kann schwierig sein. Sie können sie motivieren, indem Sie die *Ergebnisse* austesten, die sie erzielen werden, wenn sie die angezeigten Veränderungen umsetzen. Auch wenn Sie mit dem Testmenü direkt auf ein bestimmtes Symptom hin arbeiten, könnte es noch andere Vorteile geben, mit denen sich die Motivation des Klienten zusätzlich erhöhen lässt, damit dieser die notwendigen Veränderungen vornimmt.

Vor Beginn sollten Sie sich vor allem über einen Zeitplan einigen, denn es könnte beispielsweise passieren, dass es zwei Wochen lang keine merkliche Veränderung gibt, dass sich danach aber doch Veränderungen einstellen. Am einfachsten beginnen Sie mit einem beliebigen Zeitpunkt, fragen die Testperson, ob sie *dann* Veränderungen feststellen *wird*, und testen. Wenn Sie darauf eine *negative* Testreaktion erhalten, sollten Sie eine längere Zeitspanne vorsehen und dies so lange testen, bis Sie eine positive Reaktion erhalten. Im Allgemeinen lege ich dabei keinen Wert auf übertriebene Präzision – ich halte es nicht für ausschlaggebend, ob die Verbesserung in 20 Tagen oder in 21 Tagen eintritt – drei Wochen gelten hier grundsätzlich als adäquate Richtschnur.

Sie sollten sich beim Testen außerdem klar darüber sein, dass Sie den Klienten über seine eigene *Wahrnehmung* von Veränderungen befragen. Es können sich ja durchaus auch Veränderungen im Körper entwickeln, die als Ergebnis nicht feststellbar sind. Wenn Sie in dieser Situation einfach nach Verbesserungen fragen, können Sie ein „Ja“ erhalten, auch wenn der Klient sich dessen nicht bewusst ist, und so würde der Test falsch aussehen. Manche Klienten nehmen Veränderungen anscheinend erst dann wahr, wenn ihre Symptome vollständig verschwunden sind. Ich erinnere mich an einen Klienten, der zurückkam und sehr viel besser aussah, aber sagte, dass sein Ekzem keineswegs besser sei. Ich überprüfte die Aufzeichnungen, in denen ich sämtliche Körperbereiche aufgelistet hatte, die vom Ekzem bedeckt gewesen waren, und wies ihn darauf hin, dass aber nun nur noch ein Teil des Körpers von Ekzemen bedeckt sei. Er gab dann zu, dass sich sein Ekzem wohl doch verbessert habe. Um all dies zu berücksichtigen, benutzen Sie beim Fragen den Namen der Person, zum Beispiel: „Wann wird John den Unterschied feststellen?“

Es folgen einige Möglichkeiten, wie vorweggenommene Ergebnisse aussehen können (zu erwartende Verbesserungen, die sie vorab austesten können, ohne Anspruch auf Vollständigkeit):

- Besserung bestehender Symptome, über die Sie der Klient informiert hat, also Informationen, die Sie in Ihren Aufzeichnungen aufgelistet haben
- Besserung bestehender Symptome, über die Sie nichts wissen – Symptome, über die Sie der Klient aufzuklären vergessen hat oder die er für nicht reparabel hielt und aus diesem Grund nicht erwähnt hat
- Verbesserungen im physischen Körpersystem (zum Beispiel Immunsystem, Verdauungssystem usw.)
- Veränderungen an physischen Körperteilen (zum Beispiel weniger steife Gelenke – das käme hier nur zum Tragen, wenn sich der Klient über dieses Problem als Symptom nicht bewusst ist. Das kommt bemerkenswert häufig vor, denn oft hat sich ein bestimmtes Problem mit der Zeit unmerklich entwickelt oder war einfach immer schon da.)

- Andere verbesserte Körperfunktionen, zum Beispiel vereinfachtes Atmen, größere Widerstandsfähigkeit bei Infektionen usw.
- Gewichtsveränderungen (zum Beispiel Gewichtszunahme, Gewichtsverlust, Umverteilung des Fettes)
- Sonstige physische Verbesserungen der Erscheinung (zum Beispiel glänzendere Haare, stärkere Fingernägel)
- Veränderungen des Energieniveaus (zum Beispiel Gesamtanstieg, stabileres Energieniveau, Erhöhung zu einer bestimmten Tageszeit / verbunden mit einer Aktivität, usw.)
- Allergie / Verträglichkeit und Suchtverhalten (zum Beispiel in der Lage sein, problemlos mehr Weizen zu essen; leichter auf Zigaretten verzichten können usw.)
- Mehr Stärke / Beweglichkeit
- Schmerz (zum Beispiel weniger häufig, weniger schwer usw.)
- Schlaf (zum Beispiel einfacher einschlafen, erfrischter aufwachen, weniger unruhig in der Nacht usw.)
- Sex (zum Beispiel erhöhte sexuelle Libido, mehr Zufriedenheit, erhöhte Sensitivität oder einfachere / verlässlichere Orgasmen usw.)
- Emotionale Symptome (zum Beispiel Verbesserungen bei der Fähigkeit, die Emotionen im Allgemeinen oder eine spezifische Emotion zu kontrollieren; mehr positive Emotionen, allgemein oder mehr von einer spezifischen Emotion; weniger Stimmungsschwankungen, verbessertes Selbstbewusstsein, erhöhte Selbstachtung usw.)
- Mentale Symptome (zum Beispiel verbessertes Erinnerungsvermögen, größere Wachheit, bessere Konzentration usw.)
- Leistungsfähigkeit (zum Beispiel verbesserte Leistung im Allgemeinen, bei der Arbeit, beim Sport usw.)

Natürlich könnte die Verbesserung auch darin bestehen, dass der Klient etwas Unangenehmes, was erst in der Zukunft geschehen wird oder geschehen könnte, leichter stoppen kann (Prävention). Der Klient wird sich dieser Möglichkeit wahrscheinlich nicht bewusst sein, aber ich teste gewöhnlich auch nach dieser Besonderheit. Das Testen könnte folgendermaßen aussehen:

> Wenn John die drei Veränderungen durchführte, die wir heute herausgearbeitet haben, würde er innerhalb von zwei Wochen merkbare Vorteile feststellen? – Nein.
>
> Wenn John die drei Veränderungen durchführte, die wir heute herausgearbeitet haben, würde er merkbare Vorteile innerhalb eines Monats feststellen? – Ja.
>
> Wären dies die Symptome oder gehörten die Symptome dazu, die wir in den Fallaufzeichnungen festgehalten haben? – Ja.
>
> Ist es die ständige Müdigkeit? – Ja.
>
> [Arbeiten Sie weitere Details heraus, wenn gewünscht.]
>
> Geht es um irgendein anderes Symptom, das wir in den Fallaufzeichnungen festgehalten haben? – Nein.
>
> Irgendetwas anderes? – Ja.
>
> Ein Symptom, von dem ich nichts weiß? – Nein.
>
> Eine Veränderung bei einem Körpersystem? – Ja. [Usw.]

Manchmal sollten Sie besser testen, was passieren wird, wenn die Klienten die Veränderungen *nicht* umsetzen, also nach den *negativen* Konsequenzen. Wenn der Klient bei Migräne beispielsweise die entsprechenden Hinweise nicht realisiert, werden die Migräneanfälle vermutlich schlimmer werden; oder in einem anderen Fall wird er plötzlich immer wieder erkältet sein oder an Infektionen erkranken ... Das Testverfahren ähnelt hier stark dem Testen nach den *positiven* Konsequenzen.

Testen nach der Zukunft kann problematisch sein, da Sie nicht wissen, was für andere Veränderungen im Leben des Klienten eintreten können; daher bleiben Ihre Tests immer eine Prognose und sind keine Vorhersage. Aus diesem Grund ist es im Allgemeinen einfacher, präzise Aussagen über die nächsten Wochen zu erhalten als über die nächsten Jahre.

Wie sehen leicht verständliche Empfehlungen aus?

Aussagekräftige Anweisungen und Maßangaben sind ausgesprochen wichtig. Manchmal begegne ich Klienten, denen Kinesiologieanwender unverständliche Anweisungen gegeben haben, zum Beispiel: Essen Sie 90 Gramm Protein pro Tag. Wie soll der Klient eine Anweisung ausführen, die er nicht versteht? Viele Menschen haben besonders mit Maßangaben Probleme, deshalb frage ich sie, welche Art der Maßangabe ihnen am liebsten ist.

Wenn Sie also austesten, dass jemand mehr Wasser trinken sollte, fragen Sie den Klienten zunächst, ob er möchte, dass Sie die notwendige Gesamtmenge pro Tag oder die Zusatzmenge zum aktuellen Verbrauch überprüfen. Beide Messmethoden werden Sie zum gleichen Ergebnis bringen: nämlich auf die Menge, die diese Person letztendlich trinken sollte. Aber die Menschen sind sehr unterschiedlich und bevorzugen auch sehr unterschiedliche Maßangaben.

Bevor Sie dann nach irgendwelchen Mengen testen, fragen Sie den Klienten, welche Maße Sie verwenden sollen. Möglichkeiten sind unter anderem: Liter, Milliliter, Tassen, Gläser oder Becher.

Wenn Sie Lebensmittel abmessen, können Sie dafür mit den Maßen (Kilo-)Gramm, Scheiben, eine Handvoll, Esslöffel, Teelöffel, Portionen usw. arbeiten (sofern klar ist, wie viel genau eine Portion ist).

Wenn der Klient in Gläsern messen möchte, bitten Sie ihn, mit den Händen anzuzeigen, wie groß das Glas ist, und dieses Glas im

Kopf zu behalten, während Sie mit dem Muskeltest die Menge austesten. Speziell diesen Teil des Verfahrens habe ich eingeführt, nachdem ich jemanden darauf getestet hatte, wie viele Becher Tee er trinken könne, um dann später herauszufinden, dass sein „Teebecher“ zu Hause einen halben Liter fasste und dass er diesen „Becher“ im Kopf hatte, während ich an ein viel kleineres Gefäß gedacht hatte! Mangelnde Klarheit kann also zu Verwirrung und zu ungenauem Testen führen. Auf den ersten Blick erscheint dies möglicherweise sehr kompliziert, aber sobald Sie es ein paar Mal durchgeführt haben, wird es einfacher.

Bevor Sie einsteigen und etwas abzumessen beginnen, sollten Sie einige Zeit damit verbringen, eine Reihe verschiedener Nahrungsmittel und Getränke in allen unterschiedlichen Einheiten zu messen, die Klienten von Ihnen verlangen könnten. Zum Beispiel sehen Sie sich genau an, wie eine Handvoll Weintrauben aussieht, und dann wiegen Sie sie ab. Oder machen Sie ein Glas Wasser voll, dann füllen Sie es in einen Messbecher und sehen sich das Volumen an.

Wenn Sie die Testsitzung beendet haben, schreiben Sie Ihre Empfehlungen klar auf, geben Sie dem Klienten eine Kopie und behalten Sie eine für sich selbst. Bitten Sie den Klienten, die Empfehlungen durchzulesen, und fragen Sie ihn, ob er alles versteht. Das geschieht am besten mit der Frage: „Haben Sie irgendwelche Fragen zu dem, was ich geschrieben habe?“

Genaue Mengen- und Zeitangaben

Fragen zu Menge und Zeiteinteilung können in vielen verschiedenen Situationen notwendig sein, wenn Sie mit Ernährung arbeiten. Hier ein Überblick über die häufigsten Möglichkeiten:

Wie viel genau?

Vielleicht wollen Sie herausfinden, wie viele Tabletten eine Klientin einnehmen muss oder welche Menge eines Nahrungsmittels sie verträgt. Zunächst müssen Sie sich für die Art der Maßeinheit entscheiden. Bei Nahrungsergänzungen ist das gewöhnlich einfach, denn hier wird die Anzahl der Tabletten oder Kapseln oder Teilstriche in einem Messbecher maßgeblich sein.

Bei Nahrungsmitteln müssen Sie zunächst entscheiden, welches Maß Sie verwenden wollen. Nehmen Sie eine Einheit, mit der Ihr Klient etwas anfangen kann. Geben Sie ihm mehrere Möglichkeiten zur Auswahl und fragen Sie nach seiner Vorliebe, zum Beispiel ob er Gramm, Esslöffel oder Teelöffel bevorzugt? Wenn er Löffel bevorzugt: Welche Löffelgröße ist ihm am liebsten? Bei einigen Dingen verwenden Sie vielleicht am ehesten die Maßeinheit „eine normale Portion“ oder „eine typische Scheibe Brot“ oder „mein Lieblingsbecher“. Wenn Sie diese Einheiten verwenden, bitten Sie den Klienten, Ihnen mit der Hand die Größe anzuzeigen, bevor Sie mit den Fragen beginnen. Zusätzlich sollten Sie auch darum bitten, dass er sich das Maß vorstellt, während Sie testen.

Am schnellsten stellen Sie die genaue Zahl mit einer der folgenden Fragen fest:

Mindestens X:

Wenn Sie fragen: *Sind es mindestens vier?*, und Sie die Antwort „Ja“ erhalten, dann lautet die Zahl vier, fünf, sechs oder sieben usw.

X oder mehr:

Hier erhalten wir dasselbe Ergebnis wie bei „mindestens X“.

Mehr als X:

Wenn Sie fragen: *Sind es mehr als vier?*, und Sie erhalten die Antwort „Ja“, dann lautet die Zahl nicht vier, sondern fünf, sechs, sieben usw.

Weniger als X:

Wenn Sie fragen: *Sind es weniger als vier*?, und Sie erhalten die Antwort „Ja", dann lautet die Zahl null, eins, zwei oder drei.

Es ist wichtig, eine dieser Methoden auszuwählen und sich an sie zu halten. Nachdem Sie die erste Frage gestellt haben, können Sie das Ergebnis mit weiteren Fragen einengen. (Vgl. mein Buch *Effektive Fragetechniken in der Kinesiologie*)

Welche Uhrzeit?

Es liegt auf der Hand, dass man bei Zeitangaben entweder mit der Uhrzeit (zum Beispiel 16.30 Uhr, alle zwei Stunden) oder mit der kalendarischen Zeit arbeitet (am 19. Januar, jeden Mittwoch).

Im Hinblick auf die Uhrzeit müssen Sie zunächst Ihre Maßeinheit festlegen. Dies können Sekunden, Stunden, Tage, Monate sein, ein präzises Datum oder ein Zeitraum. Manchmal wird der Kontext, in dem Sie arbeiten, die Wahlmöglichkeiten von vornherein begrenzen. Wenn Sie beispielsweise festgestellt haben, dass ein Klient mit einer schweren Infektion Vitamin C nehmen muss, werden Sie am besten mit einer Stundenangabe arbeiten, also: Der Klient nimmt die Vitamin-C-Ergänzung für den Rest des Tages alle zwei Stunden.

Wenn Sie feststellen möchten, *wann* der Klient zukünftig etwas Bestimmtes verändern sollte (zum Beispiel die Einnahme der Ergänzungen), dann sollten Sie nach einem bestimmten Datum fragen, zum Beispiel nach dem 25. Juni. Oft ist aus praktischer Sicht ein präzises Datum nützlicher als eine Zeitspanne. Wenn Sie zum Beispiel getestet haben, dass der Klient „nach vier Wochen" aufhören sollte, eine bestimmte Ergänzung einzunehmen, muss der Klient selbst errechnen, welches Datum dies sein wird. In solchen Situationen ist es daher viel besser, von Anfang an mit einem konkreten Datum zu arbeiten. Hier folgt ein Beispiel, wie dies aussehen könnte:

Soll diese Ergänzung unbegrenzt eingenommen werden? – Nein.
Wird sie für den Rest des Monats genommen? – Nein.
Mindestens bis zum 20. dieses Monats? – Ja.
Mindestens bis zum 25. dieses Monats? – Nein.
[Fahren Sie fort, bis Sie das genaue Datum erfahren.]

Wenn Sie zeitliche Angaben ermitteln wollen, werden Sie manchmal nach einem Zeitfenster suchen, also nach der Zeitdauer und weniger nach einem präzisen Zeitpunkt. Zum Beispiel soll eine Klientin ihr Mittagessen irgendwann zwischen Mittag und 13.25 Uhr nachmittags essen; in diesem Fall suchen Sie nach zwei Zeitpunkten.

Wie lange ist „unbegrenzt" oder „unendlich"? Aus konventioneller Sicht ist das eine lange, lange Zeit. Im Hinblick auf das Testen begrenze ich die Spanne gewöhnlich auf sechs Monate. Wenn der Klient eine Ergänzung also laut Test unbegrenzt einnehmen soll, erkläre ich, dass dies nur eine Richtschnur sei (da sich Situationen verändern können) und dass nach sechs Monaten die Situation neu überprüft werden sollte, auch wenn alles glatt verlaufen ist.

Uhrzeit versus Aktivitätszeit

Im Normalfall setzte ich immer voraus, dass ich bei Fragen nach dem Zeitplan (für wie lange oder wie oft) nach der Uhr- oder Kalenderzeit arbeiten würde, zum Beispiel: bis zum 20. Dezember um 18.30 Uhr; drei Mal pro Tag; jeden zweiten Tag usw. Bis ich einmal mit einer Klientin arbeitete und nur mit größten Schwierigkeiten feststellen konnte, *wann* sie etwas tun musste. Nach einer Menge

Kopfzerbrechen erkannte ich, dass es auch die Möglichkeit einer „Aktivitätszeit" gab, also dass etwas in Bezug auf eine andere Tätigkeit getan wird.

Wann immer ich also mit einer Zeitfrage konfrontiert bin, frage ich mittlerweile zunächst:
Messen wir in Uhrzeit?
Wenn ich darauf ein „Nein" erhalte, frage ich:
Messen wir in Aktivitätszeit?

Was heißt Aktivitätszeit?

Es gibt drei grundlegende Möglichkeiten für Aktivitätszeit:

- *Gilt dies, bis eine bestimmte Aktivität aufhört?*
  Zum Beispiel, bis der Klient zu rauchen aufhört oder bis der Klient „aufhört", an einem bestimmten Ort zu leben (also umzieht).
- *Gilt dies, bis eine bestimmte Aktivität beginnt?*
  Zum Beispiel bis der Klient eine spezielle Ergänzung kauft oder bis zur nächsten Sitzung.
- *Oder gilt dies genau dann, wenn eine bestimmte Aktivität gerade stattfindet?*
  Zum Beispiel beim Zubettgehen oder eine halbe Stunde vor dem Frühstück oder jedes Mal, wenn die Klientin ihre Menstruation hat.

Bei Fragen zum Thema Ernährung ist es naheliegend, dass die meisten Zeitangaben Bezug nehmen auf das Aufstehen, auf das Zubettgehen und auf das Essen von Mahlzeiten. Hier folgt ein Beispiel, bei dem Sie feststellen, wann eine Testperson ein zusätzliches Glas Wasser trinken soll:

Messen wir also in Uhrzeit? – Nein.

In Aktivitätszeit? – Ja.

Bezieht sich dies auf eine Mahlzeit oder auf mehrere Mahlzeiten? – Ja.

Sind es alle Mahlzeiten? – Ja.

Und ist die Zeitbestimmung dieselbe für alle Mahlzeiten? – Ja.

Soll das Wasser zur gleichen Zeit wie die Mahlzeiten getrunken werden? – Nein.

Vor dem Essen? – Ja.

Unmittelbar davor? – Nein.

Suchen wir hier also nach einem Zeitfenster? – Ja.

Ist die späteste Zeit mindestens zehn Minuten? – Ja.

Muss ich exakter sein? – Nein.

Ist die früheste Zeit mindestens 30 Minuten vor der Mahlzeit? – Nein.

Ist die früheste Zeit mindestens 20 Minuten vor der Mahlzeit? – Ja.

Muss ich exakter sein? – Nein.

In Ordnung, also sollte das Wasser 10 bis 20 Minuten vor jeder Mahlzeit getrunken werden. Ist das korrekt? – Ja.

Es gibt andere Aktivitätszeiten, die nicht mit dem Wachsein oder mit Mahlzeiten in Verbindung stehen. Hier nenne ich einige Beispiele für Aktivitätszeit, um Ihnen eine klarere Vorstellung der Möglichkeiten zu vermitteln:

- Nehmen Sie die Nahrungsergänzung immer dann, wenn Sie nicht mindestens eine halbe Stunde am Nachmittag ruhen.
- Vermeiden Sie Weizen immer dann, wenn Sie während des Tages Orangen oder Orangensaft zu sich nehmen.

- Nehmen Sie die Ergänzung, wenn Sie mehr als acht Stunden am Tag arbeiten.
- Nehmen Sie die Ergänzung, wenn Sie das Gefühl haben, Sie seien kurz davor, Ihre Beherrschung zu verlieren.
- Trinken Sie einen Liter Wasser, eine halbe Stunde bevor Sie ein Training im Fitnessstudio beginnen.
- Verdoppeln Sie die Aufnahme einer Zinkergänzung, wann immer Sie das Gefühl haben, dass Ihr Ekzem wieder ausbrechen könnte.
- Essen Sie keine Schokolade an Tagen, an denen Sie Ihre Mutter besuchen.
- Vermeiden Sie bis zu unserer nächsten Sitzung alle Milchprodukte.
- Nehmen Sie die Nahrungsergänzung so lange, bis alle Ihre Symptome mindestens zwei Wochen lang verschwunden sind.
- Nehmen Sie die Ergänzungen, bis Sie aufhören zu rauchen.
- Essen Sie keinen Weizen, bis Sie schmerzlos Ihre Handgelenke bewegen können.

Natürlich sind dies nur Beispiele, die tatsächlichen Möglichkeiten sind unbegrenzt.

Die Arbeit mit dem Ernährungstestmenü im Detail

Die Methode des Essens

Im Ernährungstestmenü finden wir zu Beginn folgenden Abschnitt:

01 Methode des Essens

- ○ Kauen
  - Kauen, jeden Bissen
  - Zeit zwischen den Bissen
- ○ In kleinen Schlucken trinken
  - Alle Flüssigkeiten
  - Flüssigkeiten mit einer bestimmten Temperatur
  - Eine bestimmte Flüssigkeit
- ○ Riechen / Schmecken / Berühren.
- ○ Essen mit Bewusstheit
- ○ Setting und Ritual
- ○ Körperposition
- ○ Sonstiges

Das Kauen

Kauen ist wichtig für die Verdauung (besonders von Kohlenhydraten), weil ...

- es die Nahrung zersetzt, sodass die Magensäfte schneller mit ihr interagieren können, wenn sie den Magen erreicht.
- Speichel das Enzym Ptyalin enthält (auch Speichelamylase genannt), das die Kohlenhydrate in Maltose und Dextrin verwandelt.

– das Wasser im Speichel den Prozess der Nahrungsauflösung in Gang setzt.

Wenn das Testen auf Probleme mit dem Kauen hinweist, ist dies gewöhnlich ein Anzeichen dafür, dass die Testperson sorgfältiger / langsamer kauen oder sich bis zum erneuten Füllen des Mundes mehr Zeit lassen sollte.

Wenn beim Testen das Kauen jedes Bissens angezeigt wird, reicht es nicht, dem Klienten zu sagen: „Kauen Sie sorgfältiger." Der Klient braucht genauere Hinweise, was diese Angabe bedeutet. Ich frage ihn gewöhnlich, wie er die Angaben haben möchte. Sie sollten ein Maß finden, das für den Klienten aussagekräftig ist. Zwei Möglichkeiten von vielen:

- Kauen Sie jeden Bissen für x Sekunden!
- Kauen Sie, bis sich die Nahrung in einem ganz bestimmten Zustand befindet ...

Das Vorgehen beim Testen könnte also so aussehen:

Müssen wir uns die Methode des Essens ansehen? – Ja.

Müssen wir uns das Kauen ansehen? – Ja.

Geht es um die Zeitspanne, die Mary kaut? – Ja.

[Fragen Sie Mary, wie sie diese am liebsten messen würde.]

Jeder Bissen sollte also mindestens fünf Sekunden lang gekaut werden? – Ja.

Mindestens zehn Sekunden? – Nein.

[Fragen Sie weiter, um das Ergebnis einzugrenzen.]

Eine andere Möglichkeit ist, die Zeitspanne bis zum erneuten Füllen des Mundes anzugeben. Manche Menschen „schaufeln" sich einfach in einem erstaunlichen Tempo Nahrung in den Mund und kaum haben Sie die eine „Ladung" beendet, schieben sie schon die nächste hinein. Also könnte die Testperson durchaus sorgfältig genug kauen, aber vielleicht lässt sie sich zwischen diesen „Ladungen“ nicht genügend Zeit. Es gibt hier mehrere Möglichkeiten:

- Sie können ermitteln, wie lange bei Ihren Klienten die Mahlzeiten dauern sollten. – Vielleicht testen Sie verschiedene Mahlzeiten aus, sodass Sie sich ein Bild machen können. Zum Beispiel könnte etwa ein Frühstück ungefähr 15 Minuten dauern und die Lieblingsmahlzeit (nachdem Sie gefragt haben, welche dies ist) vielleicht 25 Minuten.
- Sie können das beim Essen erwünschte Verhalten beschreiben: die Gabel zwischen zwei Bissen niederlegen, während des Essens nicht sprechen, zwischen den Bissen bis zehn zählen usw.

Diese Kategorie kommt oft bei Klienten mit Gewichts- oder Verdauungsproblemen zum Tragen. Wird die Nahrung sehr schnell gegessen, so wird das Gefühl, satt zu sein, nicht rechtzeitig genug wahrgenommen. Eine Abfolge von Fragen könnte also so aussehen:

Sollten wir uns das Kauen ansehen? – Ja.

Geht es um das Kauen jedes Bissens? – Nein.

Geht es um die Zeit bis zum nächsten Abbeißen? – Ja.

[Fragen Sie Sarah, wie sie messen möchte – wie lange die Mahlzeit dauern sollte oder ob das Verhalten beschrieben werden soll. In unserem Beispiel entscheidet sie sich für die Dauer der Mahlzeit als Maß.]

Also, wie lange sollte Sarahs typisches Frühstück dauern – länger als zehn Minuten?– Ja.

Mehr als 15 Minuten? – Nein. [Usw.]

Das Trinken in kleinen Schlucken

Diese Kategorie kommt gewöhnlich bei Getränken zur Anwendung. Die Empfehlung kann sich auf alle Flüssigkeiten beziehen, nur auf heiße oder kalte oder auf eine ganz bestimmte Flüssigkeit. Variationen sind hier unter anderem: schlürfen anstatt hinunterschütten oder langsamer trinken. Am einfachsten gehen Sie hier vor, indem Sie durch Muskeltesten herausfinden, was der Klient tun sollte, und ihn dann bitten, sich die Aktivität vorzustellen. Dann fragen Sie beim Testen, ob das Vorgestellte korrekt ist. Wenn nicht, müssen Sie feststellen, inwiefern es inkorrekt ist usw.

Riechen, Schmecken und/oder Berühren

- *An Nahrungsmitteln schnuppern:* Es kann gut sein, dass die Verdauung davon profitiert, wenn Sie bewusst an der Nahrung riechen, bevor Sie sie essen.
- *Nahrungsmittel kosten:* Vielleicht sollte der Klient eine kleine Portion des Nahrungsmittels erst kosten und dann ein wenig warten, bis er den Rest verzehrt.
- *Nahrungsmittel berühren:* Dieser Fall kommt nicht häufig vor, aber es ist immer interessant, wenn doch. Zum ersten Mal kam mir diese Idee, als ich bemerkte, dass ich selbst bei großer Müdigkeit eher mit den Fingern aß. Ich führte einige Tests durch und kam zu dem Schluss, dass mangelnde Ruhe mein Verdauungssystem bis zu einem gewissen Grad beeinträchtigte. Dadurch, dass ich die Lebensmittel vorher irgendwie berührte, war mein Körper gewarnt, dass er sich auf etwas einstellen musste, sodass mein gestresstes Verdauungssystem eher die Möglichkeit bekam, mit der Nahrung das Richtige zu tun. Soweit ich weiß, gibt es keinen bekannten physiologischen „Mechanismus", bei dem mittels Berühren der Nahrung die Verdauungssäfte beeinflusst werden, aber eine solche Annahme scheint nicht unwahrscheinlich zu sein. Immerhin haben

wir Menschen *ursprünglich* mit den Fingern gegessen und nicht mit Essbesteck.

Ob Sie sich nun das Riechen, Schmecken oder Berühren näher ansehen, dieselben Fragen sind notwendig. Zunächst sollten Sie überprüfen, ob der betreffende Hinweis auf *alle* Nahrungsmittel zutrifft. Wenn nicht, testen Sie, ob es sich um ein bestimmtes *Nahrungsmittel* handelt oder um eine bestimmte *Mahlzeit*. Und: ob die Person *generell* besonders viel Stress erlebt oder ob es sich um ein bestimmtes Ereignis handelt. In meinem Fall ging es um etwas, was ich mit *allen* Nahrungsmitteln tun musste, wann immer ich für länger als eine Nacht von zu Hause fortblieb.

Essen mit reflektierter Bewusstheit

Das Verlängern der Zeit zwischen zwei Bissen oder das Riechen, Schmecken und Berühren des Nahrungsmittels – dies können wichtige Wege sein, um sicherzustellen, dass der Klient mit größerer Bewusstheit isst. Manchmal entsteht solch eine Bewusstheit auch ganz von selbst. Viele Menschen essen beim Fernsehen, beim Lesen eines Buches, beim Durchsehen von E-Mails oder während sie ihre Kinder für die Schule vorbereiten. Die Information und Empfehlung kann sich auf eine bestimmte Mahlzeit beziehen oder auf eine bestimmte Aktivität, zum Beispiel so:

> Brauchen wir Information über das Essen mit größerer Bewusstheit? – Ja.
>
> Bezieht sich dies auf eine besondere Mahlzeit? – Ja.
>
> Ist es das Frühstück? – Ja.
>
> [Fragen Sie Paula, wie sie ihr Frühstück isst, und sie sagt, sie esse einen Snack im Auto, während sie die Kinder zur Schule fahre.]

Muss Paula zu Hause sein, um ihr Frühstück zu essen? – Ja.

Ist es wichtig, ob dies *vor* oder *nach* der Fahrt zur Schule geschieht? – Ja.

Soll es *vor* der Fahrt zur Schule sein? – Ja.

Sollte Paula sich also hinsetzen und mit den Kindern essen? – Ja.

Müssen wir darüber mehr wissen? – Ja.

Geht es um das, was Paula beim Frühstück isst? – Ja. [Usw.]

Setting und Ritual

Das Setting, in dem wir Mahlzeiten essen, kann entscheidend sein. Viele Menschen essen an Tischen, die bedeckt sind mit Rechnungen oder sonstigen Dingen, die sie beschäftigen. Bei einer Teilnehmerin eines meiner Kurse stand eine absterbende Pflanze auf dem Tisch, die sie – als Teil ihrer „Ernährungshausaufgabe" – entfernen sollte. Häufig kommt in diesem Zusammenhang Folgendes vor:

- An einem bestimmten Ort essen
- Bestimmtes Besteck oder Geschirr verwenden
- Ein Tischtuch verwenden
- Alles das vom Tisch abräumen, was nicht mit dem Essen zu tun hat
- Blumen auf den Tisch stellen
- Vor dem Essen eine Kerze anzünden
- Vor oder nach dem Essen Affirmationen sagen
- Einen Segenswunsch (Tischgebet) sprechen

Es gibt natürlich noch viele andere Möglichkeiten, die eine Rolle spielen können. Diese Erfordernisse können sich auf *alle* Mahlzeiten beziehen oder auf eine bestimmte Mahlzeit.

Die Körperposition

Durch eigene Erfahrung ist mir dieser Aspekt zum ersten Mal bewusst geworden. Mein ältester Sohn wurde mit einem Exomphalos (Nabelschnurbruch) geboren. Die Diagnose bedeutete, dass er in seinem Unterleib ein großes Loch hatte und dass sein Dickdarm dieses Loch durchstoßen hatte und außerhalb seines Körpers gewachsen war. Am Tag seiner Geburt musste er eine größere Operation über sich ergehen lassen, bei der seine Därme in den Körper zurückverlegt wurden und das Loch geschlossen wurde. Als er ungefähr acht Jahre alt war, wollte er sich zum Essen nie an den Tisch setzen, sondern hüpfte von seinem Stuhl und stand zum Essen auf. Wir hatten eine Menge Streitgespräche darüber, aber eines Tages begann ich mich zu fragen, ob er das Aufstehen wohl zum Essen brauchte. Ich führte einige Muskeltests durch und fand heraus, dass er vom Aufstehen beim Essen profitierte. Wenngleich die Operation erfolgreich gewesen war, war es nicht möglich gewesen, die Organe alle genau an die richtige Stelle in seinem Körper zu legen. Während seines damaligen Wachstumsschubs verursachte ihm diese Fehllage Unbehagen und störte eine ordnungsgemäße Verdauung. Einige Zeit später, nach dem Ende seines Wachstumsschubs, setzte er sich zum Essen wieder hin. Dieses Beispiel ist natürlich extrem, aber es kann durchaus sein, dass auch andere Kinder und vielleicht sogar Erwachsene davon profitieren würden, wenn sie beim Essen aufstünden.

Häufiger kommt es vor, dass das Testen ergibt, dass der Klient sich beim Essen gerade hinsetzen sollte. Das hat offenbar damit zu tun, dass unsere Haltung die Verdauungsorgane unnötig unter Druck setzt. Manchmal lautet die Empfehlung, jemand solle zum Essen auf einem bestimmten Stuhl sitzen oder sich einfach „ordentlich hinsetzen“.

Die Nahrungstemperatur

Im Ernährungstestmenü finden wir als Nächstes diesen Abschnitt:

02 Temperatur

- ○ Zu heiß
  - Alle Nahrungsmittel und Getränke
  - Alle Getränke
  - Alle Nahrungsmittel
  - Kategorie der Nahrungsmittel / Getränke
  - Bestimmtes Nahrungsmittel / Getränke
- ○ Zu kalt
  - Unterpunkte wie oben

Hier geht es nicht um die Frage, ob die Nahrungsmittel roh oder gekocht sein sollten (auch wenn alleiniger Verzehr roher Nahrungsmittel natürlich bedeutet, dass keine heiße Nahrung gegessen wird). Im Hinblick auf die Temperatur könnte die Empfehlung notwendig sein, dass das Nahrungsmittel weder zu kalt noch zu heiß sein sollte. Das gilt gegebenenfalls für Nahrungsmittel im Allgemeinen oder für Produkte einer besonderen Kategorie oder auch nur für ein einziges Produkt oder ein Getränk. Durch das Testen erfahren Sie, was Sie sich genauer ansehen sollten.

Manche Menschen haben die Angewohnheit, Getränke sofort nach der Zubereitung zu trinken, auch wenn diese noch sehr heiß sind. Genauso essen manche auch sehr heiße Nahrungsmittel. Die Hitze könnte das Verdauungssystem aber direkt beeinflussen. Unzureichendes Kauen könnte hier ebenfalls relevant sein, denn dabei wird das heiße Essen schnell aus dem Mund weitertransportiert.

Klienten essen vielleicht auch für ihr Verdauungssystem *zu kalte* Lebensmittel, sodass dieses nicht mehr effektiv arbeiten kann. Hier kann es um ein bestimmtes Nahrungsmittel gehen (siehe Seite 41) oder um Nahrungsmittel im Allgemeinen.

Mahlzeiten, Snacks und Zeiteinteilung

Im Ernährungstestmenü finden wir weiter:

03 Mahlzeiten

- Zahl der Mahlzeiten
  - Erhöhen
  - Reduzieren

04 Snacks

- Erhöhen
- Reduzieren
- Bestimmte Nahrungsmittel

05 Zeiteinteilung

- Mahlzeiten
  - Alle Mahlzeiten
  - Eine bestimmte Mahlzeit
- Früheste / späteste Zeit zum Essen
- Nahrungsmittelkategorie
- Ein spezifisches Nahrungsmittel
- Nahrungsergänzungen
- Medikamente
- Sonstiges

Traditionell ist immer von drei Mahlzeiten am Tag die Rede, aber es gibt keinen Beweis dafür, dass diese Anzahl für jeden passt. Allerdings führen weniger als drei Mahlzeiten pro Tag nachweislich dazu, dass eher kalorienhaltige und wenig empfehlenswerte Nahrungsmittel verzehrt werden, wenn dann doch gegessen wird.

Die Anzahl der Mahlzeiten erhöhen

Dies wird am ehesten dann relevant, wenn der Klient an Blutzuckerproblemen leidet (siehe Anhang D5) oder wenn er Probleme mit dem Kombinieren von Nahrungsmitteln hat (siehe Seite 168). Hier sollten Sie sorgfältig testen, um zu vermeiden, dass der Klient an Gewicht zunimmt, es sei denn, dieses Ergebnis ist gewollt.

Die Anzahl der Mahlzeiten verringern

Diese Variante kommt nicht sehr häufig vor, weil die Menschen gewöhnlich nicht zu viele *Mahlzeiten* essen, sondern zu viele *Snacks*.

Snacks

Manchen geht es besser, wenn sie über den Tag verteilt essen, während für andere regelmäßige Mahlzeiten in regelmäßigen Abständen vorteilhafter sind. Das Testen wird zeigen, ob der Klient weniger oder mehr Snacks zu sich nehmen sollte. Manchmal ist es wichtig, dass der Klient ein bestimmtes Nahrungsmittel als Snack zu einer bestimmten Zeit oder verbunden mit einer bestimmten Aktivität verzehrt; zum Beispiel dass er einen Apfel isst und einen halben Liter Wasser trinkt, etwa eine Stunde, bevor er zum Training geht. Manche Menschen essen viele Snacks, weil sie zu Essanfällen neigen (siehe Anhang D).

Frühstück

Das Frühstück wegzulassen ist nachweislich keine gute Idee. Viele Menschen übergehen das Frühstück, weil sie in Eile sind oder weil sie abnehmen wollen. Das Frühstück verbessert aber die geistige Wachheit und Konzentrationsfähigkeit am Vormittag und verringert die Wahrscheinlichkeit, dass später doch etwas *wenig* Empfehlenswertes gegessen wird.

Spät am Abend essen

Für manche Klienten ist spätes Essen vorteilhaft, weil es dabei hilft, den Blutzucker in der Nacht zu stabilisieren, und sie dadurch am Morgen frischer aufwachen können; gewöhnlich sollte in diesem Fall aber genau bestimmt werden, was zu diesem Zeitpunkt gegessen werden soll. Für viele ist spätes Essen allerdings nicht anzuraten, da es zu einer gestörten Verdauung und also auch zu gestörtem Schlaf führt.

Affirmationen nutzen, um das Essen zu steuern

Affirmationen können in einer ganzen Reihe von Situationen extrem hilfreich sein. Wenn es der Klient schwierig findet, zwischen den Mahlzeiten *nicht* zu essen (obwohl dies als wünschenswertes Verhalten ausgetestet wurde), können Affirmationen helfen. In der Regel werden Affirmationen am Ende der Mahlzeit mehrmals laut gesagt. Sie sollten die exakten Worte austesten, die für den Klienten passend sind. Einige Beispiele:

- Ich esse jetzt nichts mehr bis zum Mittagessen/Abendessen/bis 18 Uhr (je nachdem, was zutrifft).
- Ich habe genügend Nahrung gegessen. Das reicht mir jetzt bis ...
- Ich bin satt und brauche nicht zu essen bis ...

Nahrungsergänzungen und Zeiteinteilung

Verschiedene Faktoren können die Absorption von Ergänzungen beeinflussen, zum Beispiel die jeweilige Tageszeit und natürlich auch das, was zum gleichen Zeitpunkt getrunken wird. (Vgl. Anhang A1 und A2 für nähere Informationen.)

Medikamente und Zeiteinteilung

Einige Medikamente sollten mit der Nahrung eingenommen werden, während andere auf leeren Magen genommen werden müssen. Die Interaktion zwischen Medikamenten, Nahrungsmitteln und Ergänzungen ist außerdem sehr komplex. Bedenken Sie, dass es in vielen Ländern illegal ist, Menschen den Hinweis zu geben, sich nicht an die Anweisungen von Angehörigen medizinischer Berufe zu halten. Wenn das Testen darauf hinweist, dass die Einnahme eines bestimmten Medikaments mit Nahrungsmitteln (wie vom Arzt vorgeschrieben) ein Problem darstellt, sollten Sie sich sehr einfühlsam verhalten. Vielleicht schlagen Sie am besten vor, dass die Klientin ihren Arzt konsultiert, bevor sie die getesteten Veränderungen durchführt. (Für nähere Angaben über Medikamente und Ernährung siehe Anhang D2. Für genauere Informationen zur Frage des Zeitpunktes siehe Seite 75.)

Die Nahrungsmittelqualität

Im Ernährungstestmenü folgt als nächster Abschnitt:

06 Nahrungsmittelqualität

- ○ Biologisch zertifiziert
- ○ Frisch
- ○ Sonstiges

Biologisch erzeugte Nahrungsmittel, Pestizide und Fungizide

Die Überprüfung der Gesundheitsrisiken von Pestiziden und Fungiziden ist schwierig, denn viele der Risiken sind vielleicht nur langfristig oder sehr schwer feststellbar. Die Probleme damit lassen sich grundsätzlich in zwei Gruppen aufteilen: Probleme für die Menschen, die sie einsetzen (in der Landwirtschaft Tätige) und Probleme für die Menschen, die sie unbeabsichtigt konsumieren, weil sie in Nahrungsmitteln vorhanden sind.

- Organochloride töten Schädlinge, indem sie deren zentrales Nervensystem angreifen. Sie werden mit Krebs, Geburtsfehlern und genetischen Veränderungen bei Tieren in Verbindung gebracht. Sie sind fettlöslich und werden im Körperfett gespeichert. Außerdem sind sie weitaus beständiger als Organophosphate.
- Organophosphate beeinträchtigen die Leitfähigkeit der Nerven bei Schädlingen. Sie sind die heutzutage am häufigsten eingesetzten Pestizide. Sie sind wasserlöslich und lassen sich schnell abbauen.
- Akarizide bilden eine Pestizidklasse, die gegen Milben und Zecken eingesetzt wird.

Die Weltgesundheitsorganisation, die Europäische Union und andere Instanzen stellen Listen von verbotenen Substanzen und von

Chemikalien mit eingeschränkter Nutzung zusammen. Aus der Forschung geht klar hervor, dass sich einige Produzenten über diese Standards hinwegsetzen, und diese Vergehen werden nur begrenzt verfolgt. (In Großbritannien stellt das *Pesticide Action Network UK* unter www.pan-uk.org genauere Informationen darüber zur Verfügung. Sicherlich gibt es im deutschen Sprachraum ähnliche Organisationen.)

Genauso, wie Pestizide als solche für Menschen bereits von Natur aus schädlich sind, können sie auch noch andere gesundheitliche Implikationen haben. Die Verwendung synthetischer Fungizide hindert Pflanzen daran, Salvestrole zu produzieren, da sie dann keine Pilzinfektion gefährdet. Salvestrole sind Anti-Pilz-Verbindungen, die von der Pflanze produziert werden, wenn ein Pilzangriff wahrscheinlich ist. (Nicht biologisch erzeugte Lebensmittel haben gewöhnlich einen niedrigen Salvestrol-Gehalt, da sie mit Fungiziden besprüht werden und daher keine eigene Verteidigung gegen Pilzangriffe errichten müssen.) Salvestrole haben sich als wichtige Anti-Krebs-Verbindungen erwiesen.

Wenn biologische Nahrungsmittel als Kategorie beim Testen vorkommen, werden Sie überprüfen müssen, ob sich die Angabe auf *alle* Nahrungsmittel bezieht (so weit es dem Klienten eben möglich ist, diese Anweisung umzusetzen) oder nur auf ein spezifisches Nahrungsmittel, eine Nahrungsmittelgruppe usw.

Die Frische der Nahrungsmittel

Manche Menschen gehen unregelmäßig einkaufen, sodass die Nahrung zum Zeitpunkt ihres Konsums eventuell eine substanzielle Menge der relevanten Nährstoffe und Lebenskräfte verloren hat. Auch solchen Nahrungsmitteln, die von weit her importiert oder vor ihrem Verbrauch einige Zeit im Kühlschrank gelagert wurden, fehlen möglicherweise einige Nährstoffe. Zum Beispiel verlieren die wasserlöslichen Vitamine (B-Gruppe und C) durch den

Nahrungsmitteltransport und die Lagerung mehr an Stabilität als fettlösliche Vitamine (K, A, D und E).

Manchmal ist es notwendig, sich zwischen Frische und biologischer Herkunft zu entscheiden. Nahrungsmittel aus der jeweiligen Region können frischer sein, während biologisch erzeugte Alternativprodukte dort vielleicht nicht erhältlich sind. Das Testen wird zeigen, was für einen bestimmten Klienten wichtiger ist, sei es generell oder bei einem bestimmten Nahrungsmittel.

Die Aufbewahrung und Zubereitung

Der nächste Abschnitt im Ernährungstestmenü betrifft:

07 Nahrungsmittelaufbewahrung und -zubereitung

- ○ Aufbewahrungstemperatur
  - Kühlschrank
  - Gefrierschrank
  - Bestimmtes Nahrungsmittel oder Kategorie
- ○ Hell / dunkel
- ○ Behälter, Hüllen und Utensilien
  - Phthalate (Weichmacher)
  - Aluminium
  - Nickel
  - Blei
  - Eisen
  - Ton
  - Sonstiges
- ○ Kochmethode
  - Mikrowelle
  - Braten
  - Sonstiges
- ○ Weitere Aspekte

Temperatur der Lagerung

Offiziellen Richtlinien über sichere Nahrungsaufbewahrung zufolge sollte die Temperatur in Kühlschränken unter 5 Grad Celsius und in Gefrierschränken unter minus 18 Grad Celsius betragen. Viele alte Kühlschränke und Gefrierschränke können diese Temperaturen nur mit Schwierigkeiten halten; also könnte das Testen darauf verweisen, dass ein Thermometer zur Überprüfung und Berichtigung der Einstellungen benötigt wird. Alternativ kann das

Testen auch anzeigen, dass der Kauf eines neuen Geräts ratsam wäre.

Außerdem kann sich ergeben, dass ein bestimmtes Nahrungsmittel oder eine Nahrungskategorie im Kühlschrank anstatt in einem Schrank oder auf der Anrichte aufbewahrt werden müssen. Dies kann zutreffen für Nahrungsmittel mit einem hohen Ölgehalt (zum Beispiel Nüsse, Samen und Speiseöle). Manche Menschen lagern Flaschen mit Öl, Kräutern usw. nahe dem Herd, was dem Inhalt schaden kann. Es kann durchaus ausreichen, die Nahrungsmittel weiter vom Herd wegzulegen. Das Testen wird zeigen, was notwendig ist.

Hell oder dunkel?

Einige Nahrungsmittel sollten nicht dem Licht ausgesetzt werden. Das gilt vor allem für Öle. Da Öle gewöhnlich besser in den Kühlschrank gehören, wird die Lagerung von Öl oft unter der Kategorie „Temperatur der Aufbewahrung“ auftauchen; damit wird auch automatisch die Notwendigkeit erfüllt, dass sie im Dunkeln lagern. Es kann aber durchaus sein, dass auch andere Nahrungsmittel für einen bestimmten Klienten im Dunkeln aufbewahrt werden sollten (zum Beispiel in einem Schrank).

Behälter, Hüllen, Utensilien

Behälter, Hüllen und Utensilien bewirken mehr, als nur die Nahrung einzuschließen. Moleküle ihrer Substanzen können in die Nahrung eindringen. Grund zur Sorge bereiten hier die folgenden Substanzen:

- **Phthalate:** Sie werden für die Herstellung weicherer Plastikmaterialien, besonders von PVC, sowie in Druckertinten und in einigen Klebstoffen verwendet. Sie können von der Verpackung in die Nahrung wandern. Erst kürzlich wurde nachgewiesen, dass sie die Wirkung von Östrogen imitieren, was wiederum mit sinkenden Spermazahlen und Brustkrebs einhergeht. Die Regierung Großbritanniens besteht darauf, dass für diese Substanzen sichere Grenzwerte eingehalten werden.

- **Aluminium:** Häufige Anwendungsformen sind Kochtöpfe aus Aluminium, Aluminiumfolie und Aluminiumdosen (besonders bedenklich, wenn deren Inhalt nach dem Verfallsdatum getrunken wird). Aluminium ist auch genehmigt als Nahrungsmittelfarbstoff E173, aber nur für äußere Verzierungen. Manche Antiklumpmittel basieren auf Aluminium (etwa Aluminiumsilikat) und sind Bestandteile von Salz und Backpulver und dann als „übertragene" Inhaltsstoffe Bestandteile von verarbeiteten Nahrungsmitteln.
- **Nickel:** Es ist beispielsweise in Besteck aus rostfreiem Stahl zu finden. Theoretisch ist rostfreier Stahl inaktiv, aber aus Testergebnissen geht hervor, dass einige Menschen, die auf Nickel allergisch sind, auch auf den Nickel in rostfreiem Stahl reagieren. Die elektrischen Bauteile von Wasserkochern enthalten ebenfalls Nickel. Heiße Getränke aus Wasser, das in einem solchen Kessel gekocht wird und mit diesen Teilen in Berührung kommt, enthalten minimale Spuren von Nickel. Nickel kann auch in Mehl vorkommen, als Überrest des Mahlvorgangs, ferner als Härtungsmittel in hydrierten Pflanzenölen.
- **Blei:** Keramisches Kochgeschirr kann bleihaltig sein. Säurehaltige Nahrungsmittel wie Orangen, Tomaten oder Nahrungsmittel mit Essig bewirken, dass mehr Blei aus keramischem Kochgeschirr entweicht als bei Nahrungsmitteln *ohne* Säure (wie Milch). Auch in heiße Flüssigkeiten wie Kaffee, Tee oder Suppen geht mehr Blei über als in kalte Getränke. Jedes Geschirr mit einem staubigen oder kalkigen, grauen Belag auf der Glasur (nach dem Waschen) sollten Sie aus der Verwendung nehmen.
- **Eisen:** Kochen in emaillierten oder unglasierten gusseisernen Töpfen erhöht den Eisengehalt in der Ernährung, aber dieses

könnte auch in einer Form auftreten, die nicht leicht absorbiert wird.

- **Ton:** Geschirr aus Steingut besteht in der Regel aus Ton und wenn es einmal gebrannt ist, scheint es unproblematisch zu sein. Das Testen aber zeigt, dass manche Menschen, die auf Ton allergisch sind, auf das Steingutgeschirr reagieren. Auch auf Glasuren können allergische Reaktionen auftreten.

Kochen in der Mikrowelle?

Anscheinend gibt es keinen wissenschaftlichen Nachweis für die weit verbreitete Ansicht, dass das Kochen oder Aufwärmen von Nahrung in einem Mikrowellenherd diese in gewisser Weise „abtöte". Das soll natürlich nicht heißen, dass Mikrowellen problemlos sind. Vielleicht sind diese Erkenntnisse einfach noch nicht wissenschaftlich exakt zu untermauern. Hier einige Einwände gegen diese Kochmethode:

- Diese Art zu kochen ist sehr unnatürlich: Die Nahrungsmittel werden als Erstes von innen erhitzt, während bei allen traditionellen Kochmethoden die Nahrung von außen erhitzt wird.
- Kirlian-Fotografien bilden Nahrungsmittel in der Mikrowelle mit einer anderen, weniger pulsierenden Aura ab als konventionell gekochte Speisen.
- Viele Kinesiologieanwender berichten, dass Nahrungsmittel aus der Mikrowelle abweichende Testergebnisse erbringen.

Kommt dieser Punkt beim Testen vor, sollten Sie testen, ob das Ergebnis für *alle* Nahrungsmittel und Getränke gilt oder nur für spezifische Nahrungsmittel und Nahrungsmittelkategorien.

Braten

Braten, besonders bei sehr hohen Temperaturen, kann zur Produktion von Transfettsäuren führen (siehe Seite 140). Braten erhöht außerdem die Produktion freier Radikale (siehe Seite 162).

Exkurs: Überblick über den Stoffwechsel

Der Stoffwechsel umfasst:

- Abbauprozesse – Substanzen werden zersetzt. (Beispiel: Umwandlung von Proteinen in Aminosäuren)
- Aufbauprozesse – Substanzen werden gebildet. (Beispiel: Umwandlung von Fettsäuren und Glycerin zurück in komplexe Fette)

Beide Prozesse laufen ab, wenn der Körper neues Gewebe aufbaut und abgenutztes zersetzt. Aufbauprozesse erfordern Energie, die von den Abbauprozessen zur Verfügung gestellt wird.
Es gibt sieben grundlegende Nahrungsmittelkategorien:

- Kohlenhydrate (siehe Seite 106)
- Proteine (siehe Seite 120)
- Fette oder Lipide (siehe Seite 134)
- Wasser (siehe Seite 111)
- Vitamine (siehe Seite 150 und Anhang A1)
- Mineralsalze (siehe Seite 155 und Anhang A2)
- Ballaststoffe (siehe Seite 117)

Vitamine und einige Mineralstoffe regulieren die Gewebeaktivität, indem sie eine Rolle im Enzymsystem übernehmen und auf diese Weise die Gewebegesundheit beeinflussen. Wasser und Mineralsalze können ohne Verdauung absorbiert werden. Proteine, Kohlenhydrate und Fette müssen vor ihrem Einsatz vorverdaut sein. Alle chemischen und mechanischen Prozesse der Verdauung zielen auf die Umwandlung der Nahrung in Formen, die problemlos durch die Wände des Verdauungstrakts und des Lymphsystems dringen können. Diese Formen sind:

- Monosaccharide (Stärkemittel und Kohlenhydrate)
- Aminosäuren (Proteine)
- Fettsäuren, Glycerin und Glyceride (Öle und Fette)

Ungefähr 90 % der Absorption findet im Dünndarm statt. Der Rest ist aufgeteilt zwischen Magen und Dickdarm. (Für detailliertere Informationen über das Verdauungssystem: siehe Anhang C.)

Energie und Gesamtkalorien

Das Ernährungstestmenü fährt fort mit dem Abschnitt:

08 Gesamtkalorien

- Kalorien
  - Abnahme
  - Zunahme
- Körperliche Betätigung (sprengt den Rahmen dieses Buches)

Kalorien und Energiebedarf

Eine Kalorie ist eine Einheit für Wärmeenergie. Sie ist die Energiemenge, die notwendig ist, um die Temperatur von 1 Gramm Wasser um 1 Grad Celsius (und zwar von 14,5 auf 15,5 Grad) anzuheben. Die Energie, die aus Nahrungsmitteln gewonnen wird, wird in Kilokalorien gemessen (kcal). Als Maßeinheiten für Energie kommen statt der Kalorien neuerdings jedoch mehr und mehr Kilojoules und Megajoules in Gebrauch: 1 kcal = 4,2 kJ

Energie wird gebraucht für:

- die grundlegenden Prozesse des Lebens (zum Beispiel Atmung, Stoffwechsel usw.)
- die Muskelbewegung
- die Erzeugung neuer Gewebe (Wachstum und Zellersatz)

Energie wird aus Nahrung gewonnen. Protein, Fett, Kohlenhydrate und Alkohol enthalten alle chemische Energie, die transformiert und vom Körper verwendet werden kann. Der Körper braucht (= erfordert physiologisch) Kohlenhydrate, Protein und Fett, aber er hat physiologisch keinen Bedarf an Alkohol.

- Ein Gramm Kohlenhydrate ergibt vier Kalorien (17 kJ).
- Ein Gramm Protein ergibt vier Kalorien (17 kJ).

- Ein Gramm Fett ergibt neun Kalorien (37 kJ).
- Ein Gramm Alkohol ergibt sieben Kalorien (29 kJ).

Ungefähr 3 % der Energie des *Fettes* in Nahrungsmitteln ist notwendig, um es in Körperfett umzuwandeln.

Ungefähr 23 % der Energie in *Kohlenhydraten* wird gebraucht, um es in Körperfett umzuwandeln.

Im Durchschnitt brauchen ein erwachsener Mann 2550 kcal und eine erwachsene Frau 1940 kcal pro Tag. Es kommen allerdings enorme Unterschiede vor, abhängig von der Aktivität, der Stoffwechseleffizienz usw.; deswegen sind diese Angaben nur als grobe Richtschnur zu bewerten. Nach Operationen oder schweren Verletzungen wird zur „Reparatur" des Gewebes mehr Energie gebraucht.

Der Abbaustoffwechsel

Den Prozess, bei dem Nahrungsmittel in Energie umgewandelt werden, nennt man Abbaustoffwechsel. Die Energie aus der Nahrung sollte langsam im Körper freigesetzt werden, damit dieser sie effektiv einsetzen kann. Das Endprodukt des Glucose-Stoffwechsels ist Adenosin-Triphosphat (ATP); in dieser Form können die Zellen Energie verwenden. Bei diesem Prozess gibt es drei Stufen, die im Inneren der Zelle (im Mitochondrium) ablaufen:

1. Mit der Glycolyse beginnt der Prozess: Glucose (oder Glycogen) wird hier in Pyruvate umgewandelt. Es wird eine kleine Menge ATP ohne Sauerstoffbedarf erzeugt. Ist Sauerstoff vorhanden, entsteht aktives Acetyl, das in den Krebs-Zyklus eintritt (= Citratzyklus, benannt nach seinem Entdecker Hans A. Krebs).
2. Der Krebs-Zyklus (auch Tricarbonsäurezyklus) verwendet Sauerstoff und wandelt aktives Acetyl in Kohlendioxid, Wasser und Wasserstoff um.

3. Die Elektronentransportkette verwendet Sauerstoff und setzt Energie im Wasserstoff frei zur Produktion von ATP und Wärme, mit dem Nebenprodukt Wasser.

Wenn die Energieversorgung aus Nahrungsmitteln *weniger* als den Bedarf des Körpers ausmacht, dann wird dieser sein eigenes Gewebe zur Energieproduktion verwenden. Zunächst zieht er diese aus Körperfett, aber schließlich nimmt er sich die Muskeln als Energiequelle. Und zwar auch Muskeln von so lebenswichtigen Organen wie dem Herz. Dies führt zu Fehlfunktionen von Organen, die den Tod zur Folge haben können.

Wenn die Energieversorgung aus der Nahrung den Bedarf des Körpers *übersättigt*, wird der Überschuss in Form von Fett gespeichert.

Die Gesamtkalorien verringern oder erhöhen?

Dieser spezielle Punkt kommt nicht allzu häufig vor. Vermutlich liegt das daran, dass selten allein die Erhöhung oder Reduzierung der Kalorienzahl das Thema ist. Klienten könnten der Anweisung „Reduzieren Sie Ihre Kalorien" folgen, indem sie weniger nährstoffreiche Nahrungsmittel essen und sich an Nahrungsmittel mit wenig Nährstoffgehalt halten. Ähnlich ist es wahrscheinlich wichtig, dass jemand, der seine Kalorienzufuhr erhöhen soll, nicht einfach mehr Schokolade, Alkohol und Zucker isst. Wenn diese Kategorie angezeigt wird, behalten Sie die Punkte rund um Ersatznährstoffe und Ergänzungen (siehe Seite 46) im Hinterkopf.

Oft bringt das Ergebnis des Ernährungstestens es mit sich, dass Kalorien indirekt durch eine Intervention an anderer Stelle im Ernährungstestmenü reduziert werden. Wenn beispielsweise bei einem entsprechenden Testergebnis die Menge an rohen Nahrungsmitteln im Ernährungsplan erhöht werden sollte, könnte das eine natürliche Reduktion des Kalorienverbrauchs nach sich ziehen, auch wenn dies nicht explizit beabsichtigt ist. Viele Klienten reagieren besser auf eine Anweisung, etwas zu *erhöhen* (auch wenn es „nur“ rohe Nahrungsmittel sind), als etwas zu *verringern*. Die Tests scheinen diese Veranlagung der Klienten zu berücksichtigen.

Nachweislich haben Menschen, die sich auf eine Kalorienreduktion konzentrieren, mit ihrem Vorhaben *kurzfristig* auch Erfolg. Langfristig aber wird ihre „Diätmentalität“ zusammenbrechen und sie kehren zu ihren alten Gewohnheiten zurück. Vielleicht kommt diese Kategorie deswegen so selten vor.

Eine Möglichkeit für Menschen, die schwer an Gewicht zunehmen, besteht darin, den Kalorienverbrauch dadurch zu manipulieren, dass sie die Kalorien eine Zeitlang verringern und danach wieder erhöhen. Sie sollten dabei die genaue Anzahl der Tage / Wochen austesten, die jede Phase dauern soll. Diese klassische Methode einer „Jojo-Diät“ trägt wenig zum Gewichtsverlust bei, sondern führt langfristig zu einer Gewichtszunahme. Nach entsprechendem Testen kann diese Diätform nutzbringend bei Menschen angewandt werden, die *zunehmen* wollen.

Kohlenhydrate und glykämischer Index

Im Ernährungstestmenü gehen wir weiter zum folgenden Abschnitt:

09 Kohlenhydrate und glykämischer Index

- ○ Kohlenhydrate allgemein erhöhen
- ○ Kohlenhydrate allgemein senken
- ○ Die Nahrungsmittel mit niedrigem glykämischem Index erhöhen
  - Spezifische Nahrungsmittel
  - Generell
  - Tageszeit
  - Aktivitätsbezogen
- ○ Nahrungsmittel mit niedrigem glykämischem Index verringern
  - Unterpunkte wie oben
- ○ Nahrungsmittel mit hohem glykämischem Index erhöhen
  - Unterpunkte wie oben
- ○ Nahrungsmittel mit hohem glykämischem Index verringern
  - Unterpunkte wie oben

Wenn die Kohlenhydrate (Stärke) in Nahrungsmitteln direkt verbrannt würden, würde die Energie in Form von Wärme zu plötzlich freigesetzt und es bliebe nicht genügend Energie für Körperprozesse übrig.

Die meisten Kohlenhydrate, die wir essen, sind Polysaccharide (wie in Kartoffeln und im Frühstücksmüsli) oder Disaccharide (wie in Obst, Zucker, Honig oder Milch). Beide Formen können wegen ihrer zu großen Moleküle nicht in den Blutkreislauf absorbiert werden. Hingegen sind Monosaccharide klein genug für die Absorption. Polysaccharide und Disaccharide müssen also für die Absorption in Monosaccharide wie Glucose, Galactose und Fructose umgewandelt werden.

Polysaccharide sind komplexe Kohlenhydrate, während Disaccharide und Monosaccharide zu den einfachen Kohlenhydraten gehören.

Im Mund zersetzt die Speichel-Amylase (auch Ptyalin genannt) die chemischen Verbindungen zur Produktion von Maltose. In der Regel schlucken wir die Nahrung zu schnell, als dass dieser Prozess *vollständig* ablaufen könnte, aber ein Teil der Amylase wird mit der Nahrung geschluckt und wirkt im Magen weiterhin auf sie ein, bis die Magensäuren sie inaktivieren.

Die Amylase der Bauchspeicheldrüse im Dünndarm setzt dann den Prozess der Kohlenhydratverdauung fort. Maltase, Invertase und Lactase verwandeln Maltose, Sucrose und Lactose in einfachere Formen von Zucker (Glucose, Fructose, Galactose und Lactose), die sich dann absorbieren lassen. Alle verbleibenden Kohlenhydrate werden durch die Fermentation im Dickdarm verdaut.

Fructose und Galactose werden in der Leber in Glucose umgewandelt. Glucose, die nicht sofort benötigt wird, kann in der Leber in Glycogen umgewandelt werden. Glucose ist wasserlöslich und wird so problemlos durch den Blutkreislauf im Körper transportiert.

Glycogen ist nicht wasserlöslich. Es wird in der Leber selbst sowie in den Skelettmuskelfasern gespeichert. Wenn nicht genügend Platz für die Speicherung des Glycogens vorhanden ist, wird es in Fett umgewandelt und kann dann auch im Fettgewebe gespeichert werden, denn der Körper kann Fette effizienter speichern als Glucose.

Sollten diese Energiespeicher benötigt werden, verwandelt der Körper das Glycogen und das Fett zurück in Glucose. Die Körperzellen verwenden die Glucose zur Energieproduktion. Das Hormon Insulin, ausgeschieden von der Bauchspeicheldrüse, ermöglicht den Zellen diese Glucoseverbrennung zum Erzeugen von Energie und der Leber das Speichern überschüssiger Glucose als Glycogen. (Siehe Anhang D3)

Der glykämische Index

Bisher nahmen wir an, dass komplexe Kohlenhydrate (Stärken) langsamer absorbiert werden als einfache Kohlenhydrate (Zuckerarten). Dies beruhte auf der Annahme, dass komplexe Kohlenhydrate schwieriger zu verdauen seien, da sie größere Moleküle besäßen. Die Arbeit von Professor David Jenkins zeigte jedoch, dass mehrere stärkehaltige Nahrungsmittel ähnliche Blutzuckerreaktionen aufweisen wie einige einfache Zuckerarten.

Aus dieser Arbeit entwickelte Jenkins den glykämischen Index. Dieser Index zeigt die Auswirkung von Nahrungsmitteln auf den Blutzucker an. Glucose (Traubenzucker) hat einen GI-Wert von 100, der allgemein als Referenzwert dient. Nahrungsmittel mit einem hohen glykämischen Index werden gewöhnlich zu einem schnellen Anstieg der Blutzuckerwerte führen; das bedeutet, dass die Bauchspeicheldrüse härter arbeiten muss.

Nahrungsmittel und ihr glykämischer Index			
Ananas:	66	Bulgur:	48
Apfel:	38	Croissant:	67
Apfelsaft:	40	Dicke Bohnen:	79
Aprikosen, frisch:	64	Erbsen:	48
Aprikosen, getrocknet:	31	Erdnüsse:	14
Banane:	55	Frühstücksmüsli, gesüßt:	77-84
Blätterteig:	59	Honig:	58
Brot, Roggen (Schwarzbrot):	41	Joghurt, fettarm mit Früchten:	33
Brot, Vollkorn-:	69	Karotten:	49
Brot, weißes:	70	Kartoffelchips:	54
Buchweizen:	54	Kartoffeln:	56-83

Nahrungsmittel und ihr glykämischer Index			
Kekse:	62-79	Pfirsiche:	42
Kichererbsen:	33	Pitta-Brot:	57
Kirschen:	22	Reis, Basmati-:	58
Kiwis:	52	Reis, brauner:	76
Kuchen:	44-76	Reis, weißer:	87
Linsen:	28	Reiskuchen:	82
Magerjoghurt:	33	Roggenknäckebrot:	69
Mais:	55	Rosinen:	64
Milch:	27-32	Schokolade:	49-68
Orange:	44	Sportgetränke:	70-80
Orangensaft:	46	Sucrose:	65
Orangensprudelgetränke:	66	Sultaninen:	56
Pasta:	32-41	Trauben:	46
Pastinaken:	97	Würstchen	

Jedes Nahrungsmittel sollte getrennt getestet werden, denn auch ähnliche Nahrungsmittel können völlig unterschiedliche glykämische Indizes (GI) haben. Diese Unterschiede beruhen auf der Zersetzbarkeit der Stärke durch Enzyme. Zum Beispiel ist das Amylopektin strukturell verzweigter und daher leichter verdaulich als die Amylose, eine weitere Stärkeart. Auch die physische Struktur von Nahrungsmitteln kann sich auswirken. Die aufgeblähte Struktur von Brot und Reiskuchen beispielsweise gibt den Enzymen mehr „Arbeitsoberflächen" (als Widerstand) als etwa Spaghetti. Außerdem kann der Körper Sucrose einfacher zersetzen als Fructose (Fruchtzucker).

Generell orientiert sich der GI einer Mahlzeit, die aus unterschiedlichen Nahrungsmitteln besteht, an der Menge eines jeden Nahrungsmittels und seinem GI; der GI einer Mahlzeit lässt sich also angeben, wenn die Information für die einzelnen Bestandteile bekannt ist.

Der GI kann aber auch zu ungewöhnlichen Empfehlungen führen. Aufgrund des GI kann es zum Beispiel besser sein, einen Schokoladeriegel zu essen, als eine Scheibe Vollkornbrot. Der GI eines Nahrungsmittels ist jedoch nur *ein* Aspekt in der Beurteilung der Ernährung. Manchmal sehen sich Leser die Tabelle an und kommen zu Schlüssen wie: „Aha, Kuchen ist für mich besser als Pastinaken." Andere Faktoren sind aber für die Ernährung genauso wichtig, wie beispielsweise der Ballaststoffwert (siehe Seite 117), der Vitamin- und Mineralstoffgehalt usw. Diese Tabelle sollte also nicht als einzige Grundlage dienen, wenn Sie eine gesunde Ernährungsweise ermitteln wollen.

Nahrungsmittel mit einem niedrigen GI verbessern die Ausdauer und tragen zum Ausgleich von Stimmungsschwankungen (siehe Seite 303) und ungleichmäßigen Energiemengen bei. Nahrungsmittel mit einem hohen glykämischen Index erleichtern die Erholung nach körperlicher Anstrengung.

Das Wasser

Im Ernährungstestmenü kommen wir nun zum Wasser:

10 Wasser

- Quantität
  - In Zusammenhang mit Mahlzeiten
  - In Zusammenhang mit einer Nahrungskategorie
  - In Zusammenhang mit einem spezifischen Nahrungsmittel
  - In Zusammenhang mit einer Aktivität
  - Sonstiges
- Qualität
- Zeitpunkt
- Weitere Aspekte

Funktionen von Wasser

Der Körper besteht zu 60 % seines Gewichts aus Wasser. Wasser wirkt als:

- Lösungsmittel, das beim Zersetzen und Transportieren anderer Substanzen hilft.
- Kühlmittel, das zu einer konstanten Körpertemperatur beiträgt.
- Schmierflüssigkeit – es ist Bestandteil von Schleim, Gelenkschmiere in Gelenkhöhlen, Speichel usw.

Die Wassermenge

Wasser ist noch lebenswichtiger als Nahrung: Ohne Wasser können wir nur wenige Tage überleben. Der größte Teil des Wasserbedarfs des Körpers wird über Flüssigkeiten gedeckt, aber ein Teil stammt auch aus festen Substanzen. Einige Nahrungsmittel enthalten eine große Wassermenge, zum Beispiel bestehen Äpfel zu über 80 % aus Wasser, Eier und Kartoffeln zu über 70 % und sogar

Rosinen bestehen zu 20 % aus Wasser. Trotzdem ist mir noch kein Testergebnis untergekommen, das besagt, dass die Wassermenge durch mehr wasserreiche Nahrung erhöht werden solle.

Viele Menschen meinen sich in Sachen Wasserzufuhr mit Tee, Kaffee und/oder Alkohol begnügen zu können. Tee und Kaffee wirken allerdings harntreibend. Einige Kinesiologieanwender haben zu bedenken gegeben, dass der Körper mehr Wasser ausscheidet, als mit einer Tasse Kaffee oder Tee getrunken wird. Aber anscheinend gibt es dafür keine wissenschaftliche Bestätigung. (Umfassende Informationen über die Bedeutung und die Wirkungen von Wasser im Körper finden Sie in den sechs „Wasserbüchern" von Dr. F. Batmanghelidj, die bei VAK erschienen sind.)

Als grober Anhaltspunkt gilt für die meisten Menschen die Farbe des Urins – strohfarbener, gelbbrauner Urin weist meistens auf unzureichende Wasserzufuhr hin. Das Testen kann detailliertere Informationen liefern, zum Beispiel:

Suchen wir nach Wasser? – Ja.
Nach der Wasserqualität? – Ja.

Die Qualität des Leitungswassers

Die Qualität des Wassers, das aus der Leitung kommt, kann beeinträchtigt sein durch:

- Hormone der Antibabypille oder organische Lösungsmittel aus industriellen Produktionsprozessen
- Pestizide und Düngemittel im Abwasser von Landwirtschaftsbetrieben
- Schwermetalle wie Aluminium, Zink und Blei – nur wirklich problematisch in Gebieten mit *weichem* Wasser, weil sie sich dort im Wasser auflösen können

- Aluminiumsulfat: Es wird dem Wasser manchmal zugesetzt, um Partikelteilchen aus dem Wasser zu entfernen. Im Normalfall wird der größte Teil des Aluminiumsulfats wieder entfernt, da es sich mit den Partikeln verbindet und als Ablagerung aus dem Wasser absinkt. Die verbleibenden Aluminiummengen sind sehr niedrig, können aber manche Menschen beeinträchtigen.
- Auch Trihalomethane können im Wasser vorhanden sein – gebildet in kleinen Mengen, wenn Chlor und natürliche, organische Materie im Wasser miteinander interagieren. Chloroform ist ein Trihalomethan; diese Substanzen werden mit Krebsarten und Allergien in Verbindung gebracht.
- Wasserrohre wurden früher aus galvanischem Zink hergestellt – Eisen mit einem Zinküberzug; diese Rohre können sich im Laufe vieler Jahre zersetzen und Zink in die Wasserversorgung freisetzen.
- In manchen Gegenden wird auch Rost aus den Rohren kommen.

Moderne Wasserrohre bestehen in der Regel aus Polyäthylen und es gab Bedenken, dass Weichmacher (siehe Seite 96) aus dem Plastik austreten könnten. Manche Menschen reagieren auch darauf allergisch. Es ist nicht notwendig zu testen, *warum* die einzelne Testperson einen Wasserfilter oder Wasser in Flaschen anstatt Wasser aus der Leitung verwenden sollte, aber dies ist gegebenenfalls eine nützliche Nebeninformation.

Die Qualität des Wassers aus Flaschen

Der *National Resources Defense Council* in Großbritannien ließ mehr als 1000 Wasserflaschen von einem unabhängigen Institut überprüfen und schreibt auf seiner Webseite: „Diesen Ergebnissen zufolge gibt es keine Bestätigung dafür, dass Wasser, nur weil es aus einer Flasche kommt, sauberer oder sicherer ist als aus der Leitung. Tatsächlich ist in schätzungsweise 25 % der Fälle das Wasser in den Flaschen einfach Wasser aus der Leitung – teils weiter behandelt, teils nicht." (www.nrdc.org)

Plastikflaschen bestehen möglicherweise aus PET (Polyäthylen-Terephthalat). Bei der Herstellung dieses Plastiks wird Antimontrioxid verwendet und kleine Mengen Antimon können ins Wasser wandern, bevor es getrunken wird.

Die Qualität von gefiltertem Wasser

Wasserbehörden müssen bestimmten gesetzlichen Standards genügen und oft werden sie angeben, dass die Anteile bestimmter Chemikalien im Wasser *unter* den von der WHO festgelegten Grenzwerten liegen. Viele Menschen fühlen sich allerdings wohler und gesünder, wenn sie gefiltertes Wasser verwenden.

Es gibt verschiedene Filter auf dem Markt. Die meisten Filter benutzen Kohlenstoff, um Hormone, Pestizide und Lösungsmittel zu entfernen. Filterarten:

- **Granulierte Aktivkohle:** Enthält ein Harz, das Calciumcarbonat (Kalk) gut entfernt – dieser findet sich in Gebieten mit hartem Wasser und bildet den „Schaum" auf Ihrer Tasse Tee.
- **Kohlenstoffblock:** Ist effektiver als der granulierte Filter, denn die Partikel sind sehr klein, es gibt also mehr Oberfläche, mit der das Wasser in Berührung kommt. Sie können dieses System zur Filterung aller Wasserarten in Ihrem Haus verwenden, nicht nur für Trinkwasser. Die Blocks entfernen Hormone, Pestizide, organische Lösungsmittel und Nitrate. Einige sind imprägniert mit anderen Materialien und entfernen dadurch auch Schwermetalle.
- **Kohlenstockblock plus Silber:** Verhindert Bakterien- und Algenwachstum. Besonders dann von Vorteil, wenn der Filter nur gelegentlich verwendet wird.
- **Umkehrosmose:** Zwingt das Wasser unter Druck durch eine sehr feine Membran. Sie entfernt alle gelösten Rückstände im

Wasser, sodass Sie sehr reines Wasser erhalten. Im Allgemeinen benötigen Sie zusätzlich einen Kohlenstofffilter, andernfalls dringt zu viel organisches Material durch die Membran der Umkehrosmose und verseucht diese. Und dies wäre ein Nährboden für Bakterien. Aus diesem Grund sollten Systeme mit Umkehrosmose ständig in Betrieb sein. Wenn Sie den Prozess anhalten, wird die Membran verseucht. Normalerweise sollten Sie die Membran einmal im Jahr wechseln. Diese Filter entfernen auch Ernährungssalze, etwa Calcium und Magnesiumsalze, die im Wasser aufgelöst sind. Kohlenstofffilter lassen diese im Wasser.

Wie Sie die Wasserqualität testen

Die meisten Menschen trinken in der Regel nicht die ganze Zeit dasselbe Wasser (zu Hause / bei der Arbeit; aus dem Hahn / aus der Flasche ...), also sollten Sie zunächst feststellen, über welches Wasser Sie sprechen, bevor Sie bei einem Klienten mit den Tests beginnen. Zum Beispiel so:

Sollen wir uns das Wasser ansehen? – Ja.

Die Wassermenge? – Nein.

Die Wasserqualität? – Ja.

[Prüfen Sie mit dem Klienten, ob er den ganzen Tag über dieselbe Wasserquelle nutzt. Unser Klient hier sagt, dass er zu Hause einen Kannenfilter verwende, an der Arbeitsstelle Wasser aus dem Hahn trinke und zwischendurch Wasser in Flaschen.]

Sollten wir uns also das Wasser ansehen, das Sie zu Hause trinken? – Nein.

Das Wasser, das bei der Arbeit getrunken wird? – Ja. [Usw.]

Die Qualität der Wasseraufnahme eines Klienten kann verbessert werden durch:

- Verwendung eines Wasserfilters
- Wechsel zu einer anderen Wasserart
- häufigeren Wechsel des Filters
- Verwendung von Wasser aus Flaschen
- Verwendung von Wasser aus der Leitung

Wir fahren also mit dem vorhergehenden Beispiel wie folgt fort:

> Was wäre das Beste – gefiltertes Wasser von zu Hause mitzubringen? – Nein.
>
> Wasser in Flaschen zu verwenden? – Ja.
>
> Ist irgendeine Wassermarke vorzuziehen? – Ja.
>
> Ist es eine oder sind es mehrere der Marken, die John im Augenblick trinkt, wenn er unterwegs ist? – Ja. [Usw.]

Die Ballaststoffe

Im Ernährungstestmenü finden wir nun:

11 Ballaststoffe

- Löslich
  - Erhöhen
  - {Verringern} – unwahrscheinlich
- Nicht löslich
  - Erhöhen
  - Verringern

Ballaststoffzufuhr

Es gab eine Zeit, da galten Ballaststoffe im Körper als nutzlos, da sie keine Nährstoffe enthalten. Heutzutage aber ist anerkannt, dass Ballaststoffe wichtige Funktionen erfüllen. Die gesamte Ballaststoffaufnahme sollte durchschnittlich etwa 18 g pro Tag betragen (*British Nutrition Foundation*). Es gibt zwei Arten von Ballaststoffen – unlösliche und lösliche:

- Unlösliche Ballaststoffe sind zu finden in Vollkornbrot, Vollkornnudeln, braunem Reis, Gemüse (hier besonders in Bohnen, Erbsen und Linsen), in Nüssen und getrockneten Früchten. Sie verbinden sich mit Wasser auf verschiedene Weise, aber lösen sich nicht auf.
- Lösliche Ballaststoffe sind in Haferflocken, Gerste, Roggen, Hülsenfrüchten und Obst zu finden. Sie können sich in Wasser auflösen.

Ballaststoffgehalt der Nahrung

Der Hauptbestandteil von Ballaststoffen sind nicht-stärkehaltige Polysaccharide. Ballaststoffe lassen sich nur aus Nahrungsmitteln pflanzlichen Ursprungs gewinnen. Beispiele für den Ballaststoffgehalt von Nahrungsmitteln:

Weizenkleie	–	48 g Ballaststoffe pro 100 g
Vollweizen	–	11 g Ballaststoffe pro 100 g
Gekochte Karotten	–	3,7 g Ballaststoffe pro 100 g
Rohe, gefrorene Erbsen	–	7,75 g Ballaststoffe pro 100 g

1 mittelgroßer Apfel enthält ungefähr 1,8 g.
100 g brauner Reis enthalten ungefähr 0,8 g.
100 g Bohnen in Tomatensoße enthalten ungefähr 3,5 g.

Vorteile von Ballaststoffen

Eine ballaststoffreiche Ernährung hat viele vorteilhafte Wirkungen:

- Ballaststoffe vermehren den Stuhlgang und verhindern Verstopfung.
- Durch Ballaststoffe bleiben die Darmwände sauber. Ballaststoffe reduzieren das Risiko von Divertikulitis.
- Bakterien im Darm können Ballaststoffe zersetzen und erzeugen so eine saure Umgebung, in der das Risiko, an kolorektalem Krebs zu erkranken, verringert wird.
- Hohe Ballaststoffaufnahme kann gutartige Bakterienpopulationen vermehren. (Siehe Seite 165).
- Ballaststoffreiche Nahrungsmittel können beim Essen zeitaufwendiger sein und das Sättigungsgefühl nach einer Mahlzeit erhöhen. So tragen sie zur Gewichtskontrolle bei.
- Ballaststoffreiche Nahrung wird langsamer verdaut und auf diese Weise kann Glucose langsamer in den Blutkreislauf freigesetzt werden.
- Lösliche Ballaststoffe verbinden sich mit Cholesterin und senken so die Cholesterinmengen im Blut (siehe Seite 146).

Nachteile von Ballaststoffen

Es gibt einige Nachteile von Ballaststoffen:

- Sie können sich mit Mineralstoffen wie Eisen verbinden und ihre Absorption verringern. Phytinsäure ist in den Hülsen von Nüssen, Samen und Körnern zu finden. Sie verbindet sich mit Calcium, Eisen und Zink und verhindert, dass diese absorbiert werden.
- Klienten, die bereits an entzündlichen Darmproblemen (zum Beispiel Divertikulitis, Morbus Crohn usw.) leiden, profitieren möglicherweise nicht von einer Ballaststoffzunahme, da diese die bestehende Entzündung verschlimmern kann.

Die Proteine

Im Ernährungstestmenü folgt nun der Abschnitt:

12 Proteine

- Gesamtmenge
  - Erhöhen
  - Reduzieren
- Bestimmte Proteinart
  - Erhöhen
  - Reduzieren
- Bestimmte Aminosäure
  - Erhöhen
  - Reduzieren
- Zeitpunkt

Proteine bestehen aus einfacheren Substanzen, Aminosäuren genannt (siehe Seite 123). Das Enzym Pepsin im Magen zersetzt zunächst das Protein in Nahrungsmitteln. Dann führen im Dünndarm Trypsin, Chymotrypsin und Carboxypeptidase in den Magensäuren die Arbeit fort und wandeln das Protein in Aminosäuren um. Die Aminosäuren wandern durch die Darmwand und können daraufhin in die Proteine zurückverwandelt werden, die der Körper braucht.

Zellen synthetisieren zwar viele verschiedene Chemikalien, doch dient ein großer Teil der Zellausrüstung der Produktion von Proteinen. Proteine bestimmen die physischen und chemischen Charakteristika von Zellen und sind auf diese Weise von essenzieller Bedeutung. Proteine sind notwendig, um Folgendes zu produzieren:

- Enzyme
- einige Hormone
- Organellen (Zellaufbau)
- Muskeln (zum Beispiel Aktin und Myosin)

- strukturelle Bestandteile von Haut und Haar (zum Beispiel Kollagen und Ceratin)
- Plasmaproteine
- Antikörper

Die Anweisungen für die Proteinproduktion sind in den Genen codiert. Der Körper kann Proteine auch für Energie verwenden, aber sie sind nicht seine erste Wahl. Protein ist für den Körper essenziell, da es die einzige Art von Nahrung ist, die Stickstoff enthält. Überschüssiges Protein wird in Fett oder Glycogen oder Glucose umgewandelt.

Der Proteingehalt der Nahrung

Kein Nahrungsmittel besteht einfach nur aus Protein, wenngleich einige Lebensmittel mehr Protein enthalten als andere. Ihr tatsächlicher Proteingehalt ist unterschiedlich, abhängig vom Wachstum und den Bedingungen der Aufzucht, des Klimas usw. Die folgenden Zahlen sind also nur als Anhaltspunkte zu verstehen:

- Fleisch 20-30 % Protein
- Vollkornprodukte 10 % Protein
- Käse 25 % Protein
- Kuhmilch 3 % Protein
- Nüsse 15-25 % Protein
- Hülsenfrüchte ca. 7 % Protein

Konkret-anschaulich heißt das:

- 85 g Fleisch enthalten ungefähr 23 g Protein.
- 113 g Tofu enthalten ungefähr 8 g Protein.
- Ein viertel Liter Milch enthält ungefähr 8 g Protein.
- 39 g Erdnüsse enthalten 10 g Protein.
- 385 g gekochter, brauner Reis enthalten ungefähr 10 g Protein.

Erforderliche Proteinmengen in der Ernährung

Die tatsächlich verzehrten Proteinmengen unterscheiden sich erheblich. Es ist schwierig, eine erforderliche Mindestproteinmenge zu bestimmen, da abgesehen von Wachstumsstörungen und Gewebezerfall keine Mangelerscheinungen auftreten, und diese sind schon extreme Ausformungen. Die Nährstoffmenge, die für 97 % der Bevölkerung in Großbritannien offiziell als Referenzwert für ausreichende Zufuhr pro Tag gilt, lautet:

- 53 bis 55 g pro Tag für Männer
- 45 bis 46,5 g für Frauen
- 51 g für schwangere Frauen
- 53 bis 56 g für stillende Frauen
- 28,3 g für Kinder im Alter von 7 bis 10 Jahren

Die empfohlenen Proteinmengen für Erwachsene und Kinder haben sich in den letzten 20 Jahren mehr als halbiert. Die derzeitigen Zahlen sollten also nicht als endgültig angesehen werden. Menschen, die ihr gesamtes Protein aus *pflanzlichen* Quellen beziehen, sollten ihre Zufuhr vielleicht leicht erhöhen (Standardhinweis: mit 1,1 multiplizieren), da pflanzliche Proteine weniger leicht verdaulich sein können. Regelmäßig Sport Treibende brauchen ihre Proteinaufnahme nicht zu erhöhen: „Kein einziger Nachweis besagt, dass regelmäßige körperliche Bestätigung den Proteinbedarf erhöht; als Ergebnis von Körperübungen kann der Proteinstoffwechsel tatsächlich effizienter werden." (*Annual Review of Nutrition*, 2000, Nr. 20, S. 457–483)

Diäten zum Abnehmen mit hohem Proteingehalt

Sehr proteinreiche Diäten galten generell als guter Weg zur Gewichtsabnahme, aber neuerer Forschung zufolge ist ihr Nutzen möglicherweise nur kurzzeitig. Zu Beginn ist der Gewichtsverlust eher beträchtlich, da die Reduktion der Kohlenhydrate dem Körper

Wasser entzieht. Theoretisch kann eine proteinreiche Diät die Nieren belasten. Proteinreiche Diäten sind außerdem mit einem Verlust der Knochendichte in Verbindung gebracht worden. (Siehe Säuren- und Basengleichgewicht, Seite 174)

Für Menschen, die abnehmen wollen, kann es durchaus vorteilhaft sein, kleine Proteinmengen über den Tag verteilt zu essen, da dies den Stoffwechsel anregt und ein Sättigungsgefühl vermittelt. Sie sollten auf jeden Fall sicherstellen, dass sich die Fettzufuhr nicht auch zusammen mit zusätzlichem Protein erhöht.

Ergebnisse aus Langzeituntersuchungen der *European Prospective Investigation into Cancer and Nutrition* (EPIC-Studie über Zusammenhänge zwischen Ernährung und Krebs) zeigen, dass Diäten mit viel Proteinen und wenig Kohlenhydraten die Sterblichkeit erhöhen. Jene, die sich durch Diäten mit den höchsten Proteinwerten und den niedrigsten Kohlenhydratwerten ernährten, hatten ein um 22 % erhöhtes Todesrisiko, verglichen mit jenen, die die höchsten Kohlenhydratwerte und die niedrigsten Proteinwerte in ihrer Ernährung zu sich nahmen. (Trichopoulou A, Psaltopoulou T, Orfanos P, Hsieh C-C, Trichopoulos D.: "Low-carbohydrate-high-protein diet and long-term survival in a general population cohort", in: *European Journal of Clinical Nutrition* 2007, Nr. 61, S. 575–581)

Die Aminosäuren

Proteine bestehen aus Aminosäuren. Im Körper werden Proteine (in der Nahrung) in Aminosäuren zersetzt und wieder zusammengesetzt, um andere Proteine zu bilden, die für den menschlichen Körper passen. Es gibt rund 250.000 unterschiedliche menschliche Proteine.

Aminosäuren werden in der Leber gespeichert, bis sie gebraucht werden, und dann in den entsprechenden Zellen und Geweben in die passenden Proteine synthetisiert. Die Aminosäuren können also in die Proteine zurückverwandelt werden, die der Körper braucht.

Die Aminosäuren werden aufgeteilt in:

- essenzielle (können vom Körper nicht hergestellt werden und müssen daher in Form von Nahrung aufgenommen werden)
- nicht essenzielle (können vom Körper hergestellt werden; es ist also nicht essenziell, sie durch die Nahrung aufzunehmen)

Größere Mengen essenzieller Aminosäuren sind in Fleisch und Milchprodukten zu finden. Nichttierische Proteinquellen enthalten sehr unterschiedliche Aminosäuren. Zum Beispiel fehlt in Müslis das Lysin und Hülsenfrüchte enthalten kaum Methionin, aber durch die Kombination verschiedener Quellen miteinander (zum Beispiel Müslis mit Nüssen / Hülsenfrüchten) kann eine Mahlzeit alle essenziellen Aminosäuren enthalten. In der Anwendung wird also eine Vielfalt verschiedener Proteinquellen für die Aufnahme aller essenziellen Aminosäuren sorgen. Bis vor Kurzem galt noch die Auffassung, dass die verschiedenen Aminosäuren *gleichzeitig* gegessen werden sollten, um das Protein zu vervollständigen, aber dies wird jetzt als inkorrekt angesehen.

Aminosäuren kommen in zwei Formen vor: D und L. Oft wird dies mit der Linkshändigkeit oder Rechtshändigkeit von Menschen assoziiert. Biologische Prozesse, die im Körper auftreten, haben mit Molekülen zu tun, die sich gegenseitig auf irgendeine Weise erkennen. Im Allgemeinen kann der menschliche Körper die D-Form von Aminosäuren nicht erkennen und infolgedessen auch nicht benutzen, wenngleich der Körper D-Phenylalanin sehr wohl nutzen kann. Aus diesem Grund sollten Ergänzungen mit Aminosäuren die L-Form enthalten. Sie finden diese Aminosäuren in der Tabelle (Seite 74 bis 78) als L-Glutathion usw.

Aminosäuren: Funktionen und gute Quellen

Tierische Proteine schließen alle Aminosäuren mit ein und sind daher nicht aufgeführt, aber es gibt auch viele hervorragende nichttierische Proteinquellen.

Aminosäure	**Funktionen, Zusammenhänge, Wechselwirkungen**	**Gute, nicht tierische Quellen sind unter anderem:**	**Kommentar**
Alanin	Beteiligt am Stoffwechsel von Tryptophan und Vitamin B6.	Bohnen, Nüsse, Samen, Soja, Bierhefe, Kleie von braunem Reis, Mais, Gemüse, ganze Getreidekörner	
Arginin	Stimuliert das menschliche Wachstumshormon, das die Abwehrfunktion anregt; beschleunigt Wundheilung; entgiftet Quecksilber; normale Spermienzahlen; Glucose-Kontrollmechanismen im Blut; erhöht den Fettstoffwechsel; beteiligt an der Insulin-Produktion; Arthritis; frühzeitiges Altern; Übergewicht; Müdigkeit; Gedächtnis	Erdnüsse, Tofu, Kürbiskerne, Mandeln, Sonnenblumenkerne, Paranüsse, Schokolade, Müsli	Essenziell für Kinder, nicht aber für Erwachsene
Asparagin	Erforderlich für das Nervensystem und bei der Synthese von Ammoniak	Spargel, Kartoffeln, Gemüse, Nüsse, Samen, Soja, Vollwertgetreide	Nicht essenziell

Aminosäure	**Funktionen, Zusammenhänge, Wechselwirkungen**	**Gute, nicht tierische Quellen sind unter anderem:**	**Kommentar**
Aspartinsäure	Schützt die Leber; Entgiftung von Ammoniak; fördert die Aufnahme von Spurenelementen in den Darm; beteiligt am Energiekreislauf; beteiligt am Transport von Magnesium und Kalium		Nicht essenziell
Cystin / Cystein	Teil des Insulinmoleküls; Chelatbildner von Schwermetallen; Psoriasis; Ekzeme; Gewebeheilung nach Operationen	Sojaprotein, Mandeln, Sesamsamen, Walnüsse	Essenziell für Kinder, für Erwachsene
Glutaminsäure / Glutamat	Vorstufe von Prolin, Ornithin, Arginin und Polyaminen; ein stimulierender Neurotransmitter; kann im Körper in GABA (hemmender Neurotransmitter) umgewandelt werden; fast alle stimulierenden Neuronen im ZNS und möglicherweise die Hälfte der Synapsen im Gehirn kommunizieren über Glutamate; visuelle Anpassung an Licht und Dunkelheit; viele Epileptiker haben erhöhte Mengen von Glutaminsäure; zu den akuten Entzugssymptomen beim Drogenentzug gehört eine gesteigerte Produktion von Glutamaten.		Nicht essenziell

Aminosäure	**Funktionen, Zusammenhänge, Wechselwirkungen**	**Gute, nicht tierische Quellen sind unter anderem:**	**Kommentar**
Glutamin	Vorherrschende Aminosäure in der Zerebrospinalflüssigkeit und im Serum; durchdringt die Blut-Gehirn-Schranke; kraftvoller „Gehirntreibstoff"; führt zur Entstehung von GABA, das beruhigend wirkt; trägt dazu bei, den Stickstoffgehalt der Haut zu bewahren; wird bei der Produktion anderer, nicht essenzieller Aminosäuren verwendet; schützt vor Alkohol; reduziert den Bedarf an Alkohol und manchmal auch an Zucker; heilt Magengeschwüre; Depression; dämpft Kohlenhydratanfälle; Hypoglykämie; Schizophrenie; Senilität, Müdigkeit; Verbesserung des Gedächtnisses; Konzentration, Rauchen		Nicht essenziell
Glycin	Kann aus anderen Aminosäuren synthetisiert werden (Serin und Threonin); wirkt als hemmender Neurotransmitter; trägt zur Produktion von DNS, Glycerol, Phospholipiden, Kollagen, Glutathion und Cholestrol-Konjugaten bei; grundlegend für eine der wichtigsten Leberentgiftungs-		Nicht essenziell

Aminosäure	**Funktionen, Zusammenhänge, Wechselwirkungen**	**Gute, nicht tierische Quellen sind unter anderem:**	**Kommentar**
	bahnen; stimuliert die Sekretion von Glucagonen; Vorkommen im Rückenmark (inhibitorische Wirkung) und in der Netzhaut; Parkinson-Krankheit; niedrige Mengen oft bei manisch Depressiven und Epileptikern. Menschen mit motorischen Nervenkrankheiten leiden möglicherweise an einem geschädigten Glycinstoffwechsel und haben hohe Glycinmengen im Blut.		
Histidin	Wird zu Histamin abgebaut, das für reibungslose Muskelfunktion sowie für Kontraktion und Erweiterung von Blutgefäßen notwendig ist; sexuelle Erregung; auditive Nervenfunktion; stimuliert die Produktion roter und weißer Blutzellen; Schizophrenie; schützt vor Strahlenschäden; bindet toxische Metalle zu Chelatkomplexen; Gelenkrheumatismus, Geschwüre des Verdauungstraktes; Schwindelanfälle in der Schwangerschaft; Hörprobleme; Allergien; Angstgefühle, wenig Magensäure; Rauchen	Sojaprotein-Konzentrat, Erdnüsse, Tofu, Sonnenblumenkerne	Essenziell für Kinder, nicht aber für Erwachsene

Aminosäure	Funktionen, Zusammenhänge, Wechselwirkungen	Gute, nicht tierische Quellen sind unter anderem:	Kommentar
Isoleucin	Chronische Krankheitszustände; Bildung von Hämoglobin; Energieproduktion; reduziert Krämpfe und Zuckungen bei Tieren; Körperaufbau.	Sojaprotein-Konzentrat, Sojamehl, Erdnüsse, Tofu, Mandeln, Kürbiskerne	Essenziell
Leucin	Chronische Krankheitszustände; grundlegend für Wachstum; Wundheilung der Haut und Knochen; Energieproduktion; Parkinson-Krankheit; erhöht die Wirkungen von Endorphinen.	Sojaprotein-Konzentrat, Sojamehl, Erdnüsse, Tofu, Mandeln, Kürbiskerne	Essenziell
Lysin	Oft sehr wenig vorhanden in vegetarischen Diäten; wichtig für Wachstum von Kindern und deren Entwicklung; beteiligt an Synthese von Carnitin, sehr wichtig für Fettstoffwechsel; Bildung von Antikörpern; Mangel in der Ernährung führt zu erhöhter Calciumausscheidung; Herpes simplex; Konzentration; Müdigkeit; Schwindelanfälle, Anämie, Sehstörungen, Übelkeit; Hypoglykämie	Sojaprotein-Konzentrat, Sojamehl, Tofu, Petersilie, Quinoa, Vollweizenmehl	Essenziell

Aminosäure	**Funktionen, Zusammenhänge, Wechselwirkungen**	**Gute, nicht tierische Quellen sind unter anderem:**	**Kommentar**
Methionin	Antioxidans, das Schaden von freien Radikalen verhindert; trägt zur Produktion von Cholin, Adrenalin, Lecithin und B12 bei; unterstützt die Gallenblasenfunktion; Vorstufe von Taurin, Cystin und Cystein. Schwermetall und Histaminentgifter; stärkt Haarfollikeln; entgiftet die Leber; beeinflusst die Bioverfügbarkeit von Selen; arthritische und rheumatoide Symptome; Entgiftung, Antioxidation; verzögert Katarakte; Parkinson-Krankheit; Schizophrenie; Gallenblasenprobleme, die aus Verwendung von Verhütungsöstrogen resultieren; blasse Haut; Haarausfall; Anämie; verzögerte Proteinsynthese; Arteriosklerose; Herpes, Gedächtnis; frühzeitiger Samenerguss.	Paranüsse, Sonnenblumenkerne, Sesamsamen, Bohnen, Linsen, Sojabohnen, Quinoa	Essenziell
Phenylalanin	Vorstufe von Tyrosin und daher Dopamin, Norepinephrin (Noradrenalin) und Epinephrin (Adrenalin); beeinflusst daher Herzschlag, Blutdruck, Sauer-		

Aminosäure	Funktionen, Zusammenhänge, Wechselwirkungen	Gute, nicht tierische Quellen sind unter anderem:	Kommentar
	stoffverbrauch, Blutzuckerwerte, Fettstoffwechsel; wichtig für das Gehirn; notwendig für die Schilddrüse; Mangel schafft bei Kindern Veranlagung zu Ekzemen; Gewichtskontrolle; antidepressives Mittel, schmerzlindernd; MS; Parkinson-Krankheit; Gedächtnis; Konzentration und geistige Wachheit; Gelenkrheumatismus; Vitiligo; emotionale Störungen; Probleme des Blutkreislaufs; Drogenabhängigkeit; Krämpfe.	Sojaprotein-Konzentrat, Sojamehl; Tofu, Erdnüsse, Mandeln, Sesamsamen, Sonnenblumenkerne	Essenziell
Prolin	Produktion von Kollagen und Knorpel		Nicht essenziell
Serin	Kann im menschlichen Körper aus Glycin hergestellt werden; wird zur Herstellung von Substanzen wie Cholin, Phospholipiden, Phosphotidylserin verwendet; in allen Zellmembranen vorhanden; spielt eine Schlüsselrolle bei der Membranstabilität.	Gluten, Soja, Erdnüsse	Nicht essenziell

Aminosäure	**Funktionen, Zusammenhänge, Wechselwirkungen**	**Gute, nicht tierische Quellen sind unter anderem:**	**Kommentar**
Threonin	Notwendig für die Bildung des Zahnschmelzproteins, für Elastin und Kollagen; geringfügige Rolle bei Reduktion des Fettaufbaus in der Leber; Vorstufe von Glycin und Serin; stimuliert die Immunabwehr, da es das Wachstum der Thymusdrüse und -aktivität fördert; Funktion des Verdauungs- und Darmtrakts; Verdauungsstörung; Malabsorption, Reizbarkeit; Persönlichkeitsstörungen.	Sojaprotein-Konzentrat, Sojamehl, Tofu, Erdnüsse, Mandeln	Essenziell
Tryptophan	Synthese von B3; Vorstufe des Serotonin; stimmungsstabilisierend; Gefäßmigräne; antidepressives Mittel; Gewichtskontrolle; Schlaf fördernd; Depression in der Menopause; schmerzlindernd; Restless-Legs-Syndrom; Gelenkrheumatismus; Spätdyskinesie; geistige Störungen, Depression, brüchige Fingernägel; blasse Hautfarbe und -tonus; Verdauungsstörung; Kohlenhydratanfälle. Kann Bronchialasthma und Lupus verstärken.	Sojaprotein-Konzentrat, Sojamehl, Tofu, Mandeln, Erdnüsse, Kürbiskerne, Sesamsamen, Tahini, Mandeln, Sonnenblumensamen	Essenziell

Aminosäure	Funktionen, Zusammenhänge, Wechselwirkungen	Gute, nicht tierische Quellen sind unter anderem:	Kommentar
Tyrosin	Stammt von Phenylalanin; Vorstufe der Schilddrüsenhormone, Dopa, Dopamin, Norepinephrin und Epinephrin; unterstützt die normale Gehirnfunktion; Parkinson-Krankheit; Depression; erhöht die Menge der Neurotransmitter im Gehirn; erleichtert Heuschnupfen und Grasallergien; Drogenabhängigkeit; Krämpfe, niedriger Blutdruck.	Sojaprotein-Konzentrat, Sojamehl, Tofu, Mandeln, Kürbiskerne, Erdnüsse, Erdnussbutter.	Essenziell für Kinder, aber nicht für Erwachsene
Valin	Hilfreich bei der Behandlung von Abhängigkeiten; Mangel kann die Myelinhülle der Nerven angreifen; Energie; Muskelaufbau und -koordination; Leber und Gallenblasenkrankheit; Funktion des Verstands; Nervosität; schlechte Schlafmuster; Überschuss führt zu Gefühlen von Abrollen der Haut und Halluzinationen.	Sojaprotein-Konzentrat; Sojamehl; Tofu, Kürbiskerne, Erdnüsse	Essenziell

Öle und Fette

Im Ernährungstestmenü kommen wir nun zu diesem Abschnitt:

13 Öle und Fette

○ Gesättigte Fette

- Generell erhöhen
- Spezifische F. erhöhen
- Generell reduzieren
- Spezifische F. reduzieren

○ Mehrfach ungesättigte Fette

- Generell erhöhen
- Spezifische F. erhöhen
- Generell reduzieren
- Spezifische F. reduzieren

○ Einfach ungesättigte Fette

- Generell erhöhen
- Spezifische F. erhöhen
- Generell reduzieren
- Spezifische F. reduzieren

○ Transfettsäuren

- {Generell erhöhen } – unwahrscheinlich
- {Spezifische T. erhöhen} – unwahrscheinlich
- Generell reduzieren
- Spezifische T. reduzieren

○ Omega-3-Fettsäuren

- Aufnahme durch Nahrungsmittel erhöhen
- Aufnahme durch Nahrungsergänzung erhöhen
- Aufnahme durch Nahrungsmittel reduzieren
- Aufnahme durch Nahrungsergänzung reduzieren

- Omega-6-Fettsäuren
  - Aufnahme durch Nahrungsmittel erhöhen
  - Aufnahme durch Nahrungsergänzung erhöhen
  - Aufnahme durch Nahrungsmittel reduzieren
  - Aufnahme durch Nahrungsergänzung reduzieren
- Omega-9-Fettsäuren
  - Aufnahme durch Nahrungsmittel erhöhen
  - Aufnahme durch Nahrungsergänzung erhöhen
  - Aufnahme durch Nahrungsmittel reduzieren
  - Aufnahme durch Nahrungsergänzung reduzieren
- Speziell angefertigte Ölmischung

Die Fette

Fette werden hauptsächlich im Dünndarm verdaut, wo die Lipase (Enzym) der Bauchspeicheldrüse aktiv ist. Die Galle trägt dazu bei, Fette zu emulgieren. Fette aus der Nahrung werden in ihre Bestandteile zersetzt (Fettsäuren und Monoglyceride) und dann in den Magenzellen wieder zusammengebaut. Dann wandern sie ins Lymphsystem und fließen schließlich ins Blutsystem. Nach einer weiteren Runde mit Zersetzung und Wiederaufbau (mithilfe von Insulin) schaffen es die Fettmoleküle schließlich in die Fettzellen.

Im Magen zersetzt die Lipase das Butterfett in Milch und produziert daraus Fettsäuren und Monoglyceride. Dieses Enzym braucht eine gewisse Menge an Magensäure, die bei kleinen Kindern vorhanden ist, nicht aber bei Erwachsenen.

Funktionen von Fetten

- Membrane produzieren, einschließlich Zellmembrane
- die Funktion von Signalmolekülen übernehmen (Botenmoleküle)
- andere Moleküle transportieren, zum Beispiel Vitamin A

- als unterstützende Energiequelle dienen (Der Körper verwendet lieber Kohlenhydrate, siehe Seite 106, weil diese einfacher zu zersetzen sind als Fette, aber da Fett die Energie sehr dicht speichert, können große Fettmengen auch als Energiespeicher dienen.)

Wenn es für die Fette keine unmittelbare Verwendung gibt, werden sie in der Leber und im Fettgewebe als Fett gespeichert.

Wenngleich es in vielen bekannten Diäten heißt, dass Fett aufgrund seines hohen kalorischen Werts immer problematisch sei, ist eine angemessene Aufnahme von Lipiden notwendig für die Gesundheit. Fette werden für die Bildung einiger Gewebe verwendet, zum Beispiel für die Bildung von Nervengewebe und Knochenmark. Lipide bestehen aus essenziellen Fettsäuren, die der Körper nicht synthetisiert.

Essenzielle Fettsäuren

Fettsäuren werden als essenziell oder nicht essenziell klassifiziert, abhängig davon, ob der Körper in der Lage ist, sie zu synthetisieren. Essenzielle Fettsäuren sind wichtig, weil der Körper sie für die Produktion hormonähnlicher Substanzen verwendet, der Prostaglandine. Diese Substanzen sind unverzichtbar für gute Gesundheit. Sie dienen außerdem zur Produktion von Nervenzellen und Zellmembranen.

Es gibt zwei Gruppen essenzieller Fettsäuren, die sich in ihrer Struktur unterscheiden: Omega-6 und Omega-3. Deren Hauptquellen sind mehrfach ungesättigte Pflanzenöle und Fischöle. Auch einige Supplemente erhalten sie.

Omega-3-Fettsäuren

Die Hauptquelle für diese Fettsäuren ist Fisch. Wichtige vegetarische Quellen dafür sind Leinsamenöl (auch bekannt als Leinöl) und Kürbiskerne. Kleine Mengen sind auch in Walnüssen, Weizenkeimen und Sojaöl enthalten. In den letzten Jahren wurde allerdings festgestellt, dass Fisch oft eine hohe Quecksilberbelastung aufweist; die Verwendung von Fischölergänzungen wurde daher in Frage gestellt.

Die Fischöle haben bereits die Form der Eicosapentaensäure (EPA) oder der Docosahexaensäure (DHA). Die vegetarischen Quellen produzieren Alpha-Linolensäure (ALA), die in EPA umgewandelt wird. Es gibt außerdem Nachweise, dass ein Teil der ALA auch in DHA umgewandelt wird. EPA und DHA beeinflussen die Verklumpung des Blutes und wirken vorbeugend gegen Thrombose.

Offenbar vermindert EPA die Entzündungsreaktion des Körpers und kann bei Erkrankungen wie Gelenkrheumatismus unterstützend wirken. Mangel an Omega-3 kann Verhaltensprobleme, Muskelschwäche, Beeinträchtigungen des Sehens oder rheumatische und arthritische Probleme zur Folge haben.

Omega-6-Fettsäuren

Sonnenblumen- und Sesamöle sind gute Quellen für Omega-6-Fettsäuren. Die wichtigste unter diesen Fettsäuren ist die Linolensäure. Gamma-Linolensäure (GLA) und Arachidonsäure basieren auf ihr; beide beeinflussen Entzündungsprozesse, das Immunsystem und das hormonelle Gleichgewicht.

Ein Mangel an Omega-6-Fettsäure kann Ekzeme, Psoriasis, Haarausfall, Unfruchtbarkeit, Gewichtszunahme, Verhaltensprobleme und Probleme mit dem Blutkreislauf zur Folge haben. Rauchen, Alkohol, Virusinfektionen, Verzehr vieler gesättigter Fette, Mangel an Zink, Magnesium oder Vitamin B6 können die Enzymaktivität reduzieren.

Bei manchen Menschen verlaufen die Umwandlungsprozesse im Körper nicht ordnungsgemäß. Zeichen dafür können sein: Hyperaktivität, Durst oder kleine Beulen am Oberarm. Nahrungsergänzungen mit Nachtkerzenöl und Borretschöl liefern GLA und umgehen damit einige Schritte bei der Umwandlung. Für Menschen, die Probleme mit dem Umwandlungsprozess haben, kann dies sehr nützlich sein.

Einige neuere Forschungen haben sich auf konjugierte Linolensäure (CLA) spezialisiert, eine Fettsäure, die hauptsächlich in Milch und Fetten vorhanden ist. CLA ist in der modernen Ernährung kaum zu finden, da Vieh heutzutage anders gehalten und die Milch entrahmt wird. Experimente, bei denen Menschen und Tieren CLA-Ergänzungen verabreicht wurden, haben eine Vermehrung des Muskelgewebes und eine Abnahme des Körperfetts erbracht. CLA hat sich auch hemmend auf die Tumorbildung ausgewirkt, es unterband außerdem Arteriosklerose (bei Versuchstieren). CLA ist als Nahrungsergänzung erhältlich.

Omega-9-Fettsäuren

Diese werden nicht als essenziell betrachtet, da der Körper sie herstellen kann. Zu dieser Familie gehören unter anderem Ölsäure, Erucasäure und Stearinsäure. Ölsäure ist Hauptbestandteil des Olivenöls und ist außerdem in Avocados und Nüssen zu finden, etwa in Mandeln und Cashewnüssen. Erucasäure ist in Raps- und Senfkörnern enthalten. Stearinsäure ist in großen Mengen Bestandteil von tierischen Fetten.

Fettarten in der Ernährung

In der Ernährung unterscheidet man drei Arten von Fetten:

- Gesättigte Fette
- Mehrfach ungesättigte Fette
- Einfach ungesättigte Fette

Die meisten Gesundheitsbehörden sind sich darüber einig, dass die typische Ernährung der westlichen Welt insgesamt zu viel Fett enthält und dass das Verhältnis zwischen den unterschiedlichen Fettsäuren nicht ausgewogen ist. Anders als in den meisten Medien zu lesen ist, sind nicht alle Fette schlecht. Sämtliche Fette in der Ernährung enthalten eine Mischung der drei Arten von Fettsäuren: gesättigte, mehrfach ungesättigte und einfach ungesättigte.

Aber die einzelnen Anteile unterscheiden sich, sodass die Quellen (Nahrungsmittel) jeweils der Fettart zugeordnet werden, die am meisten darin vorkommt. Bei ungesättigten Fettsäuren sind nicht alle chemischen Verbindungen mit Wasserstoffatomen verbunden. Dadurch können sich Doppelverbindungen innerhalb des Fettmoleküls bilden, wodurch diese Öle eine weitaus flexiblere Struktur erhalten.

Gesättigte Fette

Diese kommen hauptsächlich in tierischen Nahrungsmitteln vor und sind bei Raumtemperatur hart. Sie können vom Körper synthetisiert werden. Enthalten sind sie unter anderem in Fleisch, Milchprodukten, Kokos- und Palmöl. Sie werden in LDL-Cholesterin (siehe Seite 147) umgewandelt. Gesättigte Fette erhöhen die Klebrigkeit des Blutes. Dadurch wird Thrombose wahrscheinlicher – sie beeinträchtigen außerdem die Funktion der essenziellen Fettsäuren (siehe Seite 136).

Mehrfach ungesättigte Fette

Diese sind in Maisöl, Nachtkerzenöl, Traubenkernöl, Distelöl, Sesamöl, Sojaöl, Sonnenblumenöl, Weizenkeimöl, Fischöl, gemischtem Pflanzenöl, Leinöl und Walnussöl enthalten. Bei Raumtemperatur sind sie gewöhnlich flüssig, werden im Kühlschrank aber hart. Die Erhitzung mehrfach ungesättigten Öls lässt dieses giftig werden, diese Öle sollten also nach Möglichkeit kalt gepresst sein, im Kühlschrank aufbewahrt und unerhitzt verzehrt werden. Eine kleine Menge kann täglich einfach Salaten und gekochten Gemüsesorten hinzugefügt oder als Aufstrich auf Brot gegeben werden. Diese Öle enthalten viel Omega-3 und Omega-6 (siehe oben).

Einfach ungesättigte Fette

Olivenöl, Haselnussöl, Erdnussöl, Traubenkernöl und Mandelöl sind reich an diesen Fetten. Einfach ungesättigte Fette bestehen unter anderem aus Ölsäure (siehe unter Omega-9-Fettsäuren), die dazu beiträgt, dass die Arterien geschmeidig bleiben. Diese Fette sind hitzebeständiger und daher beim Kochen vorzuziehen.

Transfettsäuren und Hydrierung

Transfettsäuren sind ungesättigte Fettsäuren in einer ungewöhnlichen Form, sodass der Körper sie eher wie gesättigte Fettsäuren behandelt. Milchprodukte, Lamm und Rindfleisch enthalten geringe Mengen an Transfettsäuren. Wenn Pflanzenöle künstlich gehärtet werden, um Margarine zu produzieren, entstehen Transfette. Solche Transfette sind am häufigsten in Keksen, Kuchen, Backwaren (salzigen und süßen), in Würstchen, Crackern und Fast Food zu finden. Eine hohe Zufuhr an Transfetten wurde mit Herzerkrankungen in Verbindung gebracht: Da die Transfette für den Körper schwer abbaubar sind, stauen sie sich in den Blutgefäßen und verursachen Blockaden. Transfettsäuren beeinträchtigen außerdem den Stoffwechsel essenzieller Fettsäuren. Einigen Studien zufolge sollen Transfette für die Gesundheit schlimmer als gesättigte Fette sein.

Nahrungsmittelhersteller benötigen ein festes Fett, das nicht leicht ranzig wird, ohne wirklichen Eigengeschmack. Pflanzenöl jedoch ist bei Zimmertemperatur flüssig, sodass erst durch die Hydrierung die gewünschte Wirkung erreicht wird. Das Hydrieren ist ein hoch technisierter Prozess. Dabei werden pflanzliche Samen gereinigt und gebleicht, um alles an Farbe, Geschmack, Geruch und Unreinheit zu entfernen. Das flüssige Pflanzenöl wird dann auf hohe Temperaturen aufgeheizt und mit einem Härter versetzt (gewöhnlich Nickel, aber es kann auch Palladium, Platin oder Rhodium sein). Wasserstoff wird durch die Flüssigkeit geblasen. Die Mischung wird sodann gefiltert, um das Metall zu entfernen, und zurück bleibt hydriertes Pflanzenöl. Diesem fügt man meist Wasser, Molke, Salze, Vitamine, Farbstoffe, Geschmacksstoffe und Emulgatoren hinzu, um hydrierte Margarine herzustellen.

Der Vorteil dieses ganzen Prozesses liegt darin, dass ein einheitliches Produkt mit einer langen Haltbarkeitsdauer entsteht, das bei Raumtemperatur fest ist. Die lange Haltbarkeit ist sowohl für die Hersteller wie auch für die Konsumenten sehr wichtig. Die Hersteller gewinnen an Flexibilität, was bedeutet, dass die Konsumenten jederzeit Produkte kaufen können und sich keine großen Sorgen um Haltbarkeitsdaten machen müssen. Offenbar ist das eine Win-Win-Situation für jeden, nur gibt es ein potenzielles Problem: Durch den Hydrierungsprozess werden einige Fette zu Transfettsäuren. Natürlich können wir leicht den Herstellern die Schuld daran geben, aber solange wir, die Konsumenten, lieber Produkte mit langer Haltbarkeit kaufen, die immer gleich aussehen und schmecken, werden die Hersteller solche Produkte auch weiterhin produzieren und dabei hydrierte Fette verwenden.

Übrigens: Auch durch Braten, besonders bei hohen Temperaturen, entstehen Transfettsäuren.

Vorteile und Nachteile verschiedener Fettarten

Fettart	Vorteile	Nachteile
Gesättigt	Hitzebeständig	Wird in Cholesterin umgewandelt
Mehrfach ungesättigt	Enthält essenzielle Fettsäuren	Hitzeunbeständig
Einfach ungesättigt	Hitzebeständig; hält die Arterien geschmeidig	Keine essenziellen Fettsäuren
Transfettsäuren		Mit Herzkrankheiten in Verbindung gebracht; keine essenziellen Fettsäuren; beeinträchtigen den Stoffwechsel der essenziellen Fettsäuren

Spezielle Ölmischungen

Mit Muskeltests lassen sich spezielle Ölmischungen für einen Klienten zusammenstellen. Auszutesten ist dabei Folgendes:

- Wie viele Öle sollen verwendet werden?
- Welche Öle? – Wir haben eine Liste mit 33 unterschiedlichen Ölen zur Auswahl, vgl. nächste Seite.
- Gibt es irgendetwas Besonderes zu klären? – Zum Beispiel kann es sein, dass das Öl von einem bestimmten Hersteller, kalt gepresst oder biologisch erzeugt sein soll.
- Welche Mengen für jedes Öl sind angebracht? – Beispiel: zwei Teile Olivenöl, drei Teile Walnussöl, eine 500-mg-EPO-Kapsel ...
- Welche Dosis ist passend und wie soll sie eingenommen werden? (Häufigkeit, Tageszeit, mit anderen Nahrungsmitteln? ...) Manchmal eignet sich die Ölmischung zum Kochen; falls nicht, kann sie auf gekochte Nahrungsmittel gegeben oder als Salatdressing verwendet werden. Aber Sie sollten ausdrücklich austesten, ob diese Optionen angebracht sind.
- Gibt es irgendwelche Einschränkungen, wie lange im Voraus die Mischung auf Vorrat hergestellt werden kann?
- Wie lange soll das Öl genommen und wann soll wieder getestet werden?

Liste der Öle, die verwendet werden können	
Avocadoöl	Olivenöl
Baumwollsamenöl	Palmöl
Borretschöl – als Nahrungsergänzung	Pekanöl
Butter	Perillaöl – wird in der koreanischen Küche verwendet
Erdnussöl	Rapssamen- / Canola-Öl
Färberdistelöl	Riziniusöl
Fischöl	Sanddornöl – als Ergänzung
Hanföl – als Ergänzung	Schweineschmalz
Haselnussöl	Senföl (erhältlich in Geschäften mit indischen Gewürzen usw.)
Kokosöl	Sesamöl
Kürbiskernöl	Sojaöl
Leinsamenöl (Flachssamen) – als Ergänzung	Sonnenblumenöl
Macadamiaöl	Süßmandelöl
Maisöl	Traubenkernöl
Mandelöl	Walnussöl
Nachtkerzenöl – als Ergänzung	Weizenkeimöl
Öl von schwarzen Johannisbeeren – als Nahrungsergänzung	

Der Testablauf könnte folgendermaßen aussehen:

Suchen wir nach einer speziellen Ölmischung für Katrin? – Ja.

Wie viele Öle benutzen wir – mindestens drei? – Ja.

Mehr als drei? – Nein.

Also, drei Öle? – Ja.

Ist eines davon unter den ersten zehn Ölen der Liste? – Ja.

Unter den ersten fünf? – Ja.

Avocado? – Nein.

Baumwollsamen? – Nein.

Butter? – Ja.

Ist eines der anderen beiden Öle unter den ersten zehn Ölen der Liste? – Ja.

[Finden Sie die restlichen Öle.] ...

Die Mischung ist also Butter, Olive und Walnussöl – ist das korrekt? – Ja.

Sollten wir über die Öle selbst noch irgendetwas wissen? – Nein.

Von der Butter, wie viele Anteile – mehr als einer? – Nein.

[Finden Sie die Anzahl der Anteile für jedes Öl]

Also, brauchen wir einen Teil Butter, zwei Teile Olivenöl und einen Teil Walnussöl, ist das korrekt? – Ja.

Beträgt die Dosis mehr als einen Teelöffel auf einmal? – Ja.

Mehr als zwei Teelöffel? – Nein.

Zwei Teelöffel? – Nein.

Eineinhalb Teelöffel? – Ja.

[Fahren Sie mit dem Testen fort, um die übrigen Informationen zu ermitteln, zum Beispiel die Häufigkeit der Einnahme, besondere Erfordernisse oder Einschränkungen, für wie lange usw.]

Butter oder Margarine?

Klienten werden Sie vielleicht fragen, ob sie Butter oder Margarine verwenden sollen. Tatsache ist, dass Butter voll von gesättigtem Fett ist und dass fast alle Margarinesorten eine gewisse Menge an gesättigtem Fett enthalten sowie – noch wichtiger – Transfettsäuren. Das Testen wird zeigen, welche Alternative im Einzelfall zu bevorzugen ist oder ob eine Reduktion beider Sorten notwendig ist.

Mögliche Probleme bei sehr fetthaltiger Ernährung

- Erhöhtes Risiko von Fettleibigkeit
- Erhöhtes Krebsrisiko (Brustkrebs, Dickdarm und Prostata)
- Erhöhtes Risiko von Herzproblemen (hoher Blutdruck, Herzkrankheit)
- Gallenblasenerkrankung
- Insulinresistenz
- Durch sehr fetthaltige Ernährung wird der Magen mit Lipiden ausgelegt, die Absorption von Antioxidantien wird gestoppt.

Mögliche Probleme bei sehr fettarmer Ernährung

Einige Vitamine sind fettlöslich und daher in fetthaltigen Nahrungsmitteln enthalten. Vitamine brauchen auch Fett für den Transport in den Körper. Essenzielle Fettsäuren sind, wie ihr Name schon sagt, essenziell für die Gesundheit.

Eine Untersuchung, die 2007 im *American Journal of Epidemiology* veröffentlicht wurde, wies eine positive Korrelation nach zwischen dem Konsum fettarmer oder fettloser Milch und dem Risiko, an Prostatakrebs zu erkranken. (Park S:, Murphy S.P., Wilkens L.R., u.a.: „Calcium, vitamin D, and dairy product intake and prostate cancer risk: the Multiethnic Cohort Study“, 2007, Nr. 166: S. 1259-1269) Dieser Zusammenhang ergab sich bei Vollmilch *nicht*.

Das Cholesterin

Im Ernährungstestmenü folgt als Nächstes dieser Abschnitt:

14 Cholesterin

- ○ Reduktion der Zufuhr cholesterinreicher Nahrungsmittel
- ○ Reduktion der Zufuhr gesättigter Fette
- ○ Erhöhung von Ballaststoffen
- ○ Erhöhung von Nährstoffen, die am Homocystein-Stoffwechsel beteiligt sind
- ○ Erhöhung des Verzehrs von Stanolen und Sterolen
  - In Nahrungsmitteln
  - In „funktionellen" Nahrungsmittelprodukten (angereichert mit zusätzlichen Inhaltsstoffen für einen positiven Effekt auf die Gesundheit)

Cholesterin ist sozusagen eine wächserne Art von Fett, die in tierischen Produkten (Fleisch, Milchprodukte und Eiern) vorkommt. Der Körper produziert in der Leber sein eigenes Cholesterin in Form von gesättigten Fetten. Cholesterin ist wichtig für eine gute Gesundheit, da es gebraucht wird ...

- zur Produktion von Gallensäuren, Haut, Steroidhormonen und Myelin (Hülle um die Nerven);
- zur Stabilisierung von Zellmembranen,

Cholesterin verbindet sich für die Reise durch den Körper mit Lipoproteinen. Es gibt zwei Arten von Cholesterin:

- LDL-Cholesterin (Lipoprotein-Cholesterin niedriger Dichte), auch als „schlechtes" Cholesterin bezeichnet.
- HDL-Cholesterin (Lipoprotein-Cholesterin hoher Dichte), auch als „gutes" Cholesterin bezeichnet.

Heutzutage wird sehr häufig nach dem Cholesterinspiegel getestet; allerdings sollten dabei auch die *Proportionen* von HDL- und LDL-Cholesterin berücksichtigt werden.

LDL-Cholesterin

Hohe Cholesterinmengen im Blut in Form von Lipoproteinen niedriger Dichte werden mit der Verengung der Arterien (Arteriosklerose) und mit Erkrankungen der Herzkranzarterien in Verbindung gebracht. LDL-Cholesterinmoleküle sind klein genug, um in die Arterienwände zu sickern und diese zu verkalken. Ablagerungen von Cholesterin an den Arterienwänden können den Blutfluss blockieren, sowohl direkt wie auch dadurch, dass die Arterien weniger flexibel werden. Eine schwere Stauung kann zu Herzinfarkt oder Angina pectoris führen.

Menschen, die übergewichtig sind und/oder keine körperliche Bewegung betreiben, haben eher mit hohen LDL-Cholesterinwerten zu kämpfen. Menschen mit schlecht überwachter Diabetes oder niedrigen Schilddrüsenwerten sowie solche, die an bestimmten Leber- und Nierenerkrankungen leiden, müssen ebenfalls oft hohe LDL-Werte in Kauf nehmen. Medikamente wie Betablocker und Steroide können die Cholesterinwerte im Blut beeinflussen. Hohe Cholesterinwerte können auch familienspezifisch sein.

HDL-Cholesterin

Cholesterin im Blut in Form von Lipoprotein hoher Dichte scheint gegen Arterienerkrankungen zu schützen. HDLs befördern hauptsächlich Cholesterin in die Leber (zur Ausscheidung), wohingegen LDLs das Cholesterin in die Gewebe tragen.

Cholesterin und Ernährung

Leber, Nieren, Eier und Garnelen enthalten mehr Cholesterin als andere Nahrungsmittel. Vor einigen Jahren maßen die Mediziner der Reduktion von Cholesterin in der Ernährung sehr viel Bedeutung bei, aber neuere Forschung weist nach, dass eine Reduktion des „schlechten" Cholesterins im Körper weniger Auswirkungen hat als angenommen.

Gesättigtes Fett in der Ernährung wird in LDL-Cholesterin umgewandelt (siehe Seite 146). Die Reduktion gesättigter Fette kann sich direkt auf die Cholesterinwerte auswirken.

Cholesterin wird in Gallensäuren zersetzt und über den Stuhlgang ausgeschieden. Eine sehr ballaststoffreiche Diät unterstützt diesen Prozess, die Ballaststoffe aus der Ernährung verbinden sich mit Gallensäuren und beschleunigen ihren Transit durch den Darm. Wenn Gallensäuren aus dem Darm nicht entfernt werden, werden sie reabsorbiert und schließlich in Cholesterin zurückverwandelt.

Homocystein und Co-Faktoren

In jüngster Zeit gilt das Hauptaugenmerk dem Homocystein. Diese Aminosäure ist ein Zerfallsprodukt einer weiteren Aminosäure, des Methionins. Wenn ein Körper gut genährt ist, wird Homocystein in andere harmlose Bestandteile umgewandelt. Die bei diesem Prozess beteiligten Nährstoffe sind die Vitamine B6, B12 und Folsäure. Sind aber diese Nährstoffe nicht frei verfügbar, führt dies zu erhöhten Homocysteinwerten im Blut und damit zu arteriellen Verletzungen. Dadurch setzt eine Kettenreaktion ein, die schließlich mit Arteriosklerose endet, dem wichtigsten Vorläufer einer Herzerkrankung.

Stanole und Sterine

Pflanzliche Stanole und Sterine kommen natürlich in Nahrungsmitteln vor, etwa in Obst, Gemüse, in Nüssen, Samen, Müsli, in Hülsenfrüchten, Oliven- und Erdnussölen. Vermutlich konsumieren Menschen im Allgemeinen ungefähr 150 bis 400 mg natürlich vorkommender Stanole und Sterine pro Tag. Diese Menge ist zu niedrig, als dass sie eine nennenswerte Auswirkung auf die Cholesterinwerte haben könnte.

Es besteht heute ein wachsendes Interesse daran, Nahrungsmittel mit ihnen zu ergänzen und auf diese Weise funktionelle Lebensmittel zu erhalten, die das Cholesterin im Körper senken. Stanole und Sterine werden zu diesem Zweck leicht modifiziert. Typische Nahrungsmittel sind Joghurtgetränke und Aufstriche.

Stanole und Sterine wirken dadurch, dass sie die Cholesterinabsorption im Magen verringern. Die *British Dietetic Association* empfiehlt: „Zwei bis 3 Gramm pro Tag bewirken laut Forschungsergebnissen bei Menschen mit erhöhtem Cholesterinspiegel eine Veränderung.“ Auf diese Weise verwendete Stanole und Sterine können zwar den Cholesterinspiegel senken, jedoch ist dieser Weg künstlich und seine Langzeitwirkungen sind noch unbekannt.

Die Vitamine

Im Ernährungstestmenü kommen wir nun zum Abschnitt:

15 Vitamine

- ○ Erhöhung
  - Durch Nahrungsmittel
  - Durch Supplementierung
- ○ Verringerung
  - Durch Nahrungsmittel
  - Durch Supplementierung

Funktionen von Vitaminen

Vitamine sind organische Substanzen, die wir in kleinen Mengen für die Ausführung verschiedener physiologischer Funktionen benötigen. Vitamine sind essenziell für normales Wachstum und Entwicklung und sind an vielen chemischen Reaktionen im Körper beteiligt. Dazu gehören unter anderem die folgenden:

- Sie unterstützen den Körper bei der Verwertung der Kalorien aus der Nahrung.
- Sie fördern die Verarbeitung von Proteinen, Kohlenhydraten und Fetten.
- Sie sind beteiligt an der Bildung von Zellen, Gewebe und Organen.
- Einige Vitamine wirken wie Antioxidantien (siehe Seite 162).

13 essenzielle Vitamine sind bekannt:

- Vitamin A
- Vitamin C
- Vitamin D
- Vitamin E
- Vitamin K

- Vitamin B1 (Thiamin)
- Vitamin B2 (Riboflavin)
- Vitamin B3 (Niacin)
- Vitamin B5 (Pantothensäure)
- Biotin
- Vitamin B6
- Vitamin B12
- Folsäure

Arten von Vitaminen

Vitamine können sein:

- **Fettlöslich:** Vitamine A, D, E und K. Sie werden zusammen mit Fetten im Dünndarm absorbiert. Überschuss wird im Fettgewebe des Körpers gespeichert, besonders in der Leber. Nahrungsergänzungen sollten am besten mit den Mahlzeiten eingenommen werden.
- **Wasserlöslich:** B-Vitamine und Vitamin C. Sie werden absorbiert durch Diffusion in Wasser und aufgelöst in Körperflüssigkeiten. Sie müssen vom Körper sofort verwendet werden. Alle restlichen wasserlöslichen Vitamine verlassen den Körper mit dem Urin. Nahrungsergänzungen können mit oder auch getrennt von den Mahlzeiten eingenommen werden.

Vitamine, die im Körper produziert werden

Der Körper kann einige Vitamine selbst produzieren:

- Vitamin K und einige B-Vitamine im Dickdarm
- Vitamin D aus der Einwirkung des Sonnenlichts auf die Haut
- Vitamin A aus dem Provitamin Carotin

Vitaminmangel

Vitaminmangel kann durch folgende Umstände entstehen:

- Die Ernährung enthält zu wenig Vitamine.
- Der Körper hat erhöhten Vitaminbedarf durch den Lebensstil, die Zusammenwirkung mit Medikamenten (siehe Anhang D2) oder aus medizinischen Gründen.
- Die Vitamine in der Nahrung können nicht verarbeitet werden. Dies kann auf allgemeine Verdauungsschwierigkeiten zurückzuführen sein oder mit einem spezifischen Vitamin zusammenhängen.
- Die betreffende Person hat einen besonders hohen Bedarf an einem Vitamin.

Nahrungsmittel und Vitamingehalt

Der Vitamingehalt kann sehr unterschiedlich sein:

- Obst und Gemüse enthalten dann am meisten Vitamine, wenn sie reif gepflückt werden.
- Der Verzehr von Nahrungsmitteln sofort nach der Ernte sorgt für eine maximale Vitaminaufnahme.
- Wasserlösliche Vitamine sind eher lichtempfindlich. Bewahren Sie Obst und Gemüse also an einem dunklen Ort auf.
- Wärme kann einige Vitamine abbauen; bewahren Sie Nahrungsmittel eher an einem kühlen Ort oder gefroren auf.
- Kochen kann Vitamine zerstören (aber: siehe Seite 178).
- Wenn Sie große Wassermengen für das Kochen von Gemüse verwenden und das Wasser danach wegschütten, wird die Menge der wasserlöslichen Vitamine in der Nahrung reduziert.
- Obst und Gemüse, die in frischem Zustand eingefroren wurden, können mehr Nährstoffe enthalten als solche, die in einem Kühlschrank oder bei Zimmertemperatur aufbewahrt wurden.

Schädliche Wirkungen bei Überdosierung

Mehr ist nicht immer *besser*. Hohe Dosierungen gewisser Vitamine können toxisch wirken. Dies trifft vor allem auf fettlösliche Vitamine zu, die in der Leber gespeichert werden. (Näheres im Anhang über die einzelnen Vitamine)

Offizielle Empfehlungen

Die meisten Regierungen geben Empfehlungen für die Aufnahme idealer Vitaminmengen aus der Nahrung und/oder aus Nahrungsergänzungen. Diese Werte sind jedoch von Land zu Land verschieden. Zu den möglichen Maßangaben gehören etwa die folgenden:

- Empfohlene Tagesdosis (mit der Mängel vermieden werden)
- Referenzwert für die Nährstoffaufnahme (der Tageswert, der aufgrund von Schätzungen bei 97 % der Angehörigen einer bestimmten Bevölkerungsgruppe ausreicht)
- Sichere Obergrenze (die Höchstmenge, die als Nahrungsergänzung eingenommen werden kann, ohne dass die Gefahr von Nebenwirkungen durch Vergiftung entsteht. Diese Grenze variiert je nach langfristiger oder kurzfristiger Einnahme der Nahrungsergänzung.)

Vitamine austesten

Gewöhnlich wird sich das Testen auf ein bestimmtes Vitamin beziehen. Möglicherweise sollte der Klient die Zufuhr erhöhen oder verringern. Die Veränderung kann sich auf die Art der Ernährung an sich oder auf eine Nahrungsergänzung oder auf beides beziehen. Manchmal spielt die genaue Erhöhung für den Körper keine Rolle, solange die Menge überhaupt gesteigert wird. In solchen Fällen sollten Sie den Klienten fragen, ob er lieber mehr von der entsprechenden *Nahrung* oder aber lieber eine *Nahrungsergänzung* einnehmen würde, und dann testen Sie ihn entsprechend. Wenn die

Erhöhung über Lebensmittel geschieht, sollten Sie prüfen, ob der Klient mit diesen Nahrungsmitteln Probleme hat, zum Beispiel Allergien. (Siehe Abschnitt über Vermeiden, Ersetzen, Reduzieren oder Ergänzen, Seite 46.)

(Eine detailliertere Erörterung von Nahrungsergänzungen finden Sie auf Seite 210 ff. Informationen über einzelne Vitamine enthält Anhang A1.)

Die Mineralstoffe

Im Ernährungstestmenü geht es weiter mit dem folgenden Abschnitt:

16 Mineralstoffe

- Erhöhung
  - Durch Nahrungsmittel
  - Durch Supplementierung
- Reduktion
  - Durch Nahrungsmittel
  - Durch Supplementierung

Der Mineralstoffgehalt des Körpers

Mineralstoffe bilden 4 % des Körpergewichts, hauptsächlich im Skelett. Wenn der menschliche Körper völlig dem Zerfall preisgegeben wäre, würden etwas weniger als fünf Pfund elementare Mineralstoffasche übrig bleiben:

- 75 % davon wären Calcium und Phosphor;
- ungefähr ein Teelöffel Eisen;
- ungefähr zwei Teelöffel Salz (Natriumchlorid);
- etwas mehr als zwei Teelöffel Kalium.
- Der Rest wären viele andere Mineralstoffe.

(Quelle: Elson M. Haas)

Arten von Mineralstoffen

Die für den Menschen notwendigen Mineralstoffe lassen sich wie folgt unterteilen:

- Makromineralstoffe: Mineralstoffe, von denen der Körper mindestens 100 mg pro Tag braucht; zum Beispiel Calcium, Phosphor, Natriumchlorid, Magnesium, Eisen usw.

- Spurenelemente oder Mikromineralstoffe: Davon braucht der Körper weniger, zum Beispiel Zink, Selen, Chrom.

Einige Mineralstoffe – Arsen, Aluminium, Silikon und Nickel – sind im Körper vorhanden, aber ihre Funktion ist nicht bekannt. Mineralstoffe existieren im Allgemeinen nicht in einer reinen Form, sondern als Salze (zum Beispiel Natriumchlorid).

Funktionen von Mineralstoffen

Mineralstoffe haben im Körper drei Hauptfunktionen:

- Enzyme brauchen Mineralstoffe wie Calcium, Eisen und Zink, um ihre Aufgabe erfüllen zu können.
- Die Elektrolyt-Mineralstoffe (Natrium und Kaliumchlorid) werden von den Zellen verwendet, um elektrische Impulse (Nervenimpulse und Muskelkontraktionen) in den Körperflüssigkeiten durch die Zellen und zu anderen Zellen zu transportieren.
- Sie sind ein elementarer Teil aller Zellstrukturen.
- Mineralstoffe werden verwendet, um Knochen und Zähne zu bilden. Zink gibt Proteinen strukturelle Integrität – wichtig für die DNS-Transkription.

Absorption von Mineralstoffen

Phytinsäure (siehe S. 119), Tannine (aus Tee, Wein, Granatäpfeln usw.) und Oxalate hemmen die Absorption vieler Mineralstoffe. Mineralstoffe mit ähnlichen Aufgaben wetteifern oft um dasselbe Transportprotein im Darm; ein Überschuss an dem einen (durch mangelnde Absorption) kann also zu einem Mangel an einem anderen führen. Säurehaltige Nahrungsmittel und Ergänzungen wie Vitamin C erhöhen die Absorption.

Aminosäuren-Chelate sind Mineralstoffe, die organisch an Aminosäuren gebunden sind. Dieser Prozess kommt natürlich im

Körper vor und kann auch im Labor herbeigeführt werden. Der sogenannte Chelat-Prozess wird bei Nahrungsergänzungen häufig verwendet, da er die Absorption des Mineralstoffes erhöht.

(Für offizielle Empfehlungen und das Testen auf Mineralstoffe vgl. unter Vitamine, Seite 153. Nähere Informationen über einzelne Mineralstoffe enthält Anhang A2.)

Die Phytochemikalien

Im Ernährungsmenü finden wir anschließend:

17 Phytochemikalien

- Erhöhung
  - Generell
  - Spezifische Nahrungsmittel
  - Nahrungsergänzungen
- {Verringerung} – unwahrscheinlich
  - Siehe unter Erhöhung Phytochemikalien

Die Begriffe Phytonährstoffe und Phytochemikalien sind synonym und austauschbar. Der Wortstamm *Phyto* stammt aus dem Griechischen und bedeutet so viel wie Pflanze. Phytochemikalien sind keine essenziellen Nährstoffe, sondern Substanzen in der Nahrung, die sich als gesundheitsfördernd erwiesen haben. Sie senken beispielsweise das Risiko bestimmter Krebsarten, von Herz-Kreislauf-Erkrankungen und von altersbedingter Blindheit. Viele Phytochemikalien sind auch Antioxidantien (siehe Seite 162). Weit über 100 solcher Substanzen wurden identifiziert und viele von ihnen scheinen wichtige Beiträge zu leisten für die Unterstützung des endokrinen Systems und Immunsystems.

Gute Quellen für Phytochemikalien

Reichhaltige Quellen für Phytochemikalien sind natürlich alle Obst- und Gemüsesorten; besonders ergiebige Sorten sind die folgenden:

Äpfel	Knoblauch
Bohnen und Erbsen	Tee (aber: siehe Seite 190)
Beeren	Kräuter und Gewürze
Buchweizen	Nüsse
Blaubeeren	Zwiebeln
Die Senf-Familie – einschließlich Brokkoli, Rosenkohl und Blumenkohl (siehe Anhang B3)	Samen
Chili	Sojabohnen und Tofu
Zitrusfrüchte	Tomaten
dunkelgrüne Blattgemüse	ganze Getreidekörner
Flachssamen und Öl (siehe auch Seite 134)	Wein (aber: siehe Seite 187)

Das Testen auf Phytochemikalien könnte folgendermaßen aussehen:

Also, wir sehen uns Phytochemikalien an – ist das korrekt? – Ja.

Sollte Tom seine Zufuhr an Phytochemikalien allgemein erhöhen? – Nein.

Suchen wir nach einem bestimmten Nahrungsmittel? – Ja. [Beachten Sie, dass dies mehr als ein Nahrungsmittel sein kann.]

Befindet es sich auf der Liste? – Ja. [Wenn Sie auf diese Frage ein Nein erhalten haben, lesen Sie Seite 17 über das Finden von Nahrungsmitteln.]

Steht es in dem Abschnitt von hier bis da? – Ja. [Zeigen Sie dabei mit den Fingern auf zwei Stellen der Liste.]

Von hier bis da? – Nein. [Erste Hälfte des Listenteils aus der vorherigen Frage.]

Von hier bis da? – Ja. [Zweite Hälfte des Listenteils aus der vorherigen Frage.]

Ist es dieses hier? – Nein.

Dieses hier? – Ja.

Es geht also um die Kohl-Familie? – Ja. [Überprüfungsfrage]

Ist es ein bestimmtes Mitglied der Kohl-Familie? – Nein.

Ist es also die Kohl-Familie im Allgemeinen? – Ja. [Eine überprüfende Frage, mit der Sie auch sichergehen, dass es nicht zwei oder mehr Mitglieder der Kohl-Familie sind.]

Tom sollte also die Menge an Gemüse aus der Kohl-Familie in seiner Ernährung erhöhen – ist das korrekt? – Ja.

[Dann finden Sie heraus, um wie viel, usw.]

Antioxidantien und freie Radikale

Im Ernährungstestmenü geht es weiter mit:

18 Antioxidantien

- ○ Erhöhung
  - Generell
  - Nahrungsmittel
    - Gruppen von Antioxidantien
    - Spezifische Nahrungsmittel
  - Nahrungsergänzungen
- ○ {Verringerung} – unwahrscheinlich
  - Unterpunkte wie unter Erhöhung

Freie Radikale

Die freien Radikale sind natürliche Nebenprodukte von Stoffwechselprozessen, bei denen Sauerstoff sich mit Nahrungsmitteln verbindet, um Energie zu erzeugen (ATP). Freie Radikale ...

- zerstören schädigende Bakterien,
- bekämpfen Entzündungen,
- sorgen für geschmeidigen Muskeltonus.

Freie Radikale sind instabil und suchen sich Elektronen aus anderen Molekülen, besonders von Wasserstoff. Andere Moleküle werden geschädigt, wenn die freien Radikale Elektronen von ihnen „stehlen".

Die Produktion freier Radikaler ist ein natürlicher und normaler Teil der körperlichen Aktivitäten. Freie Radikale erfüllen einige nützliche Funktionen im Körper und der Körper kann Überschüsse neutralisieren. Probleme entstehen, wenn der Überschuss so groß ist, dass der Körper damit nicht mehr fertig wird. Ein Überschuss an freien Radikalen kann verursacht sein durch:

- Rauchen
- Sonnenbaden
- gebratene Nahrungsmittel
- Infektionen
- übermäßige körperliche Bewegung
- Stress
- Strahlung
- verseuchte Umwelt

Freie Radiale im Übermaß sind problematisch, weil sie den Körper selbst angreifen und zentrale Zellmoleküle wie die DNS beschädigen. Wenn die Zellmembran oxidiert ist, ist sie entweder verhärtet, sodass Nährstoffe nicht in die Zelle eindringen können, oder sie ist durchlöchert, sodass die Zelle „kollabiert“, wenn die Zellflüssigkeit nach außen sickert. Dies führt entweder zu ledriger oder zu faltiger Haut, die herunterhängt; in den Gelenken verliert die Synovialflüssigkeit dadurch ihre befeuchtende Qualität; in Zellen kann die DNS beschädigt werden, was eine unzureichende Zellteilung und die Möglichkeit von Krebs zur Folge hat. Zellen mit einer beschädigten DNS können anfälliger für Krebs sein. Die Aktivität freier Radikaler ist wohl außerdem beteiligt an vorzeitigem Altern, Herzkrankheiten, Arthritis, Bildung von Katarakten, chronischem Müdigkeitssyndrom usw. Unter normalen Bedingungen deaktivieren antioxidative Enzyme und Nährstoffe die überflüssigen freien Radikale.

Antioxidantien

Die Antioxidantien liefern den freien Radikalen das zusätzliche Elektron, nach dem sie suchen, ohne selbst bei diesem Prozess beschädigt zu werden. Unsere Körper produzieren Antioxidantien, aber möglicherweise brauchen sie zusätzliche Antioxidantien (entweder über die Ernährung oder als Ergänzung), um den Schaden durch freie Radikale einzudämmen. Das trifft besonders heutzutage zu, da unsere Umwelt so verseucht ist. Die Hauptgruppen von Antioxidantien sind:

- Betacarotin, die pflanzliche Quelle für Vitamin A, zu finden in Obst und Gemüse
- Vitamin C und Vitamin E
- Bioflavonoide aus Zitrusfrüchten
- Pycnogenole (auch bekannt als Proanthocyanidine) aus weißer Zypressen- und Seekiefernrinde, Samen und Haut roter Trauben
- Curcuminoide aus Gelbwurz, Senf, Mais und gelber Paprika
- Lutein aus Obst und Gemüse (besonders Grünkohl, Spinat, Blattsalat, Petersilie und Brokkoli)
- Lycopen aus Tomaten, rosafarbenen Grapefruits, Guaven und Wassermelonen
- Zeanxanthin aus Mais, Spinat, Kohl, Brokkoli, Erbsen und Chicoréeblättern
- die Verdauungsenzyme Amylase und Protease, die der Körper produziert und die in vielen Nahrungsmitteln vorhanden sind, aber durch Kochen zerstört werden
- Die antioxidativen Enzyme Gluthation-Peroxidase und -Catalase werden im Körper produziert und sind in Äpfeln, Trauben, Mango, Pilzen und Honig vorhanden. Sie tragen zur Bekämpfung von Wasserstoffperoxid bei, das im Körper als Stoffwechselnebenprodukt entsteht und sich in freie Radikale zersetzt. Der Körper braucht Selen, um Gluthathion-Peroxidase herzustellen.
- Zink und Mangan werden gebraucht, um das Antioxidans Superoxid-Dismutase zu bilden, das das Superoxid-Radikal bekämpft.

– Ginkgo biloba – als Nahrungsergänzung eingenommen – kann die Blut-Gehirn-Schranke durchbrechen, die ein Netz von Blutgefäßen mit engen Zellen darstellt. Dieses Netz erschwert es toxischen Substanzen, die Wände von Blutgefäßen zu durchdringen und in das Gehirn zu gelangen.

Harnsäure und Bilirubin (produziert durch die Zersetzung von Häm – dem Pigment, das rotes Eisen enthält und in Hämoglobin zu finden ist) sind vom Körper hergestellte Antioxidantien.
Im Idealfall sollten die Menschen eine große Bandbreite von Antioxidantien essen bzw. einnehmen, aus folgenden Gründen:

- Einige Antioxidantien sind wasserlöslich und einige fettlöslich; die wasserlöslichen wirken in den wässrigen Körperteilen; die fettlöslichen wirken in den Fettgeweben des Körpers wie in den Zellmembranen. (Pycnogenole sind Ausnahmen, weil sie sowohl auf fett- wie auch auf wasserhaltige Gewebe einwirken.)
- Einige Antioxidantien arbeiten synergistisch mit anderen zusammen (zum Beispiel die Vitamine A und E).
- Einige wirken nur in ganz spezifischen Bereichen. (Beispiel: Vitamin A und Betacarotin wirken in der Zellmembran; Vitamin E wirkt auf die Zelloberfläche ein; Vitamin C arbeitet im Inneren und Äußeren der Zellmembran.)
- Einige haben größere Moleküle, die nicht durch die Darmwand dringen können (zum Beispiel Pinienrinde), und erfüllen daher im Inneren des Darms eine Schutzfunktion (Gegenwirkung zu Chemikalien in Nahrungsmitteln, Schutz gegen Darmkrebs und Magenpolyp).

Präbiotika und Probiotika

Im Ernährungstestmenü folgt nun dieser Abschnitt:

19 Präbiotika und Probiotika

○ Erhöhung der Zufuhr von Präbiotika
  - Nahrungsmittel
  - Nahrungsergänzung

○ Reduktion der Zufuhr von Präbiotika
  - Nahrungsmittel
  - Nahrungsergänzung

○ Erhöhung von Probiotika
  - Nahrungsmittel
  - Nahrungsergänzung

○ Reduktion von Probiotika
  - Nahrungsmittel
  - Nahrungsergänzung

Bakterien und Darmgesundheit

Der gesunde Darm enthält Milliarden gesunder Bakterien. Nach Schätzungen gibt es ungefähr 500 unterschiedliche Arten. Etwa 60 % des „Stuhls" bestehen aus Bakterien. Diese Bakterien sind sehr nützlich für unsere Gesundheit:

- Sie produzieren Biotin (ein B-Vitamin) und Vitamin K.
- Sie schützen uns gegen Darmkrebs.
- Sie sind an den Abwehrreaktionen des Immunsystems beteiligt.
- Sie fermentieren ungenutzte Nahrungsmittel.
- Sie sind beteiligt an der Verringerung der Cholesterinspiegel im Blut.

- Sie verhindern das Wachstum von Organismen, die Nahrungsmittelvergiftung verursachen könnten.

Stress, Antibiotika, gewisse Medikamente und weibliche Hormone können bewirken, dass das Übergewicht von Bakterien mit vorteilhafter Wirkung umschlägt zugunsten schädlicher Organismen.

Die Probiotika

Welternährungsorganisation und Weltgesundheitsorganisation definieren Probiotika so: „Lebende Mikroorganismen, die – in einer zuträglichen Menge verabreicht – dem Wirtsorganismus gesundheitlichen Nutzen bringen“ Die gutartigen Bakterien im Darm unterstützen die Verringerung schädlicher Bakterien. Die Hauptschwierigkeit bei der Erhöhung des Anteils vorteilhafter Bakterien durch orale Einnahme besteht darin, dass viele dieser Bakterien von der Magensäure zerstört werden. Bestimmte Bakterienstämme wie Lactobacillus acidophilus La-5 und Bifido haben sich als die überlebensfähigsten erwiesen.

Nicht alle Bakterienstämme haben probiotische Wirkungen. Lactobacillus bulgaricus und Streptococcus thermopilus beispielsweise (die für Joghurt verwendet werden) haben nicht diese Wirkung.

Die Präbiotika

Präbiotika sind Nahrung für die gesunden Darmbakterien. Die Präbiotika bestehen hauptsächlich aus löslichen Ballaststoffen, die von den körpereigenen Enzymen nicht zersetzt werden können, also unverändert in den Darm übergehen. Im Darm übernehmen sie die Funktion von Nahrung für die probiotischen Bakterien und tragen auf diese Weise dazu bei, dass die Zahl der nützlichen Bakterien erhöht wird. Präbiotika sind unter anderem Inulin und Oligosaccharide. An den Fructo-Oligosacchariden (FOS) wurden die Forschungen durchgeführt. Sowohl Inulin wie FOS sind als Nahrungsergänzungen erhältlich (siehe Seite 210).

Die Hauptnahrungsmittelquellen für Präbiotika sind Zwiebeln, Lauch, Knoblauch, Jerusalem-Artischocken, wilde Süßkartoffeln, Spargel, Chicorrée-Wurzeln, Haferflocken und unverarbeitete Weizen und Gerste. Wahrscheinlich ist es schwierig, davon so große Mengen zu verzehren, dass eine merkliche Wirkung auf die Darmflora erzielt wird. Daher werden häufig lieber entsprechende Nahrungsergänzungen eingenommen.

Ein erhöhter Anteil von Präbiotika in der Nahrung (entweder durch Nahrungsmittelergänzungen oder durch die Nahrung selbst) kann zunächst zu Blähungen führen; es ist also ratsam, mit einer niedrigen Dosis zu beginnen und die Zufuhr aufzustocken, wenn sich die Population freundlicher Bakterien erhöht hat.

Testen auf Präbiotika und Probiotika

Die Zahl probiotischer Lebensmittel ist sehr begrenzt – lebende Joghurtkulturen, Kefir und probiotische Drinks wären die optimale Wahl. Probiotische Drinks sind aber oft sehr zuckerhaltig und scheiden in diesem Fall aus.

Es gibt zahlreiche probiotische *Nahrungsergänzungen* auf dem Markt. (Siehe Abschnitt über Nahrungsergänzungen, Seite 210, für detailliertere Informationen über das Testen von Nahrungsergänzungen) Probiotika können als eigenständige Nahrungsergänzungen gekauft werden oder als solche, die neben anderen Substanzen auch Probiotika enthalten.

Das Kombinieren von Nahrungsmitteln

Im Ernährungstestmenü gelangen wir nun zu diesem Punkt:

20 Kombination von Nahrungsmitteln bewusst vornehmen bzw. vermeiden

- ○ Standardhinweis zur Nahrungsmittelkombination
- ○ Standardhinweis zur Nahrungsmittelkombination mit Variationen
- ○ Nahrungsmittel bewusst kombinieren
  - Nahrungsmittelkategorie mit Nahrungsmittelkategorie
  - Ein Nahrungsmittel mit einem anderen Nahrungsmittel
  - Ein bestimmtes Nahrungsmittel mit einer Nahrungsmittelkategorie
- ○ Kombination von Nahrungsmitteln vermeiden
  - Unterpunkte wie oben
  - Sonstiges

Je ungesünder ein Klient ist, desto wahrscheinlicher wird er vom bewussten Kombinieren von Nahrungsmitteln profitieren. Mit zunehmender Gesundung verträgt der Klient dann ein größeres Spektrum an Nahrungsmitteln und auch vielfältigere Nahrungsmittel*kombinationen* (siehe Seite 21).

Praktisch gesehen kann es für manche Menschen vorteilhafter sein, viele kleine Mahlzeiten zu essen, die jeweils aus einem einzigen Nahrungsmittel bestehen, anstatt wenige Mahlzeiten, die sich aus verschiedenen Nahrungsmittelkategorien zusammensetzen.

Die gängige Theorie des Kombinierens von Nahrungsmitteln

Die offizielle wissenschaftliche Lehrmeinung anerkennt die Theorie der Nahrungsmittelkombination nicht, aber deswegen muss diese nicht unbedingt falsch sein. Doris Grant und Jean Joice haben diesen Ernährungsansatz in ihrem Buch *Food Combining for Health* einem breiteren Publikum vorgestellt. Die wesentlichen Elemente der Theorie sind folgende:

- Proteine brauchen ein säurehaltiges Medium für die Verdauung.
- Kohlenhydrate (Stärken und Zuckerarten) erfordern ein alkalisches Medium.
- Enthält eine Mahlzeit beide Nahrungsmittelarten, gibt es für die Verdauung von Kohlenhydraten *zu viel* Säure im Magen und für die Verdauung von Proteinen *nicht genug*.
- Wenn Obst zusammen mit anderen Nahrungsmitteln gegessen wird, verzögert dies die Verdauung und es beginnt ein Gärungsprozess.
- Obst lässt sich in drei Klassen unterteilen: säurehaltig, „untersäuert" und süß.

Standardempfehlung zur Nahrungsmittelkombination

Die Hauptelemente der Empfehlung lauten:

- Kohlenhydrate und Proteine werden getrennt gegessen.
- Kohlenhydrate können zusammen mit Gemüse gegessen werden.
- Proteine können zusammen mit Gemüse gegessen werden.
- Obst wird allein für sich gegessen oder zusammen mit anderem Obst derselben Klasse (sauer, untersäuert oder süß).
- Melone sollte gewöhnlich allein gegessen werden.
- Hülsenfrüchte werden nur gekeimt gegessen.

Kritik an der Nahrungsmittelkombination

Es gibt einige kritische Argumente gegen diese Empfehlung:

- Medizinische und herkömmlich ausgebildete Ernährungsexperten argumentieren, dass es keinen physiologischen Grund dafür gebe, dass Proteine und Kohlenhydrate nicht in *einer* Mahlzeit absorbiert werden könnten.
- Einige Nahrungsmittel enthalten natürliche Proteine *und* Kohlenhydrate, zum Beispiel Hülsenfrüchte.
- Viele klassische Zubereitungen enthalten Kombinationen, die den Regeln der genannten Empfehlung widersprechen, zum Beispiel Apfelkuchen, Brot und Käse usw.
- Die tatsächlich erlebten positiven Auswirkungen könnten einfach darauf zurückzuführen sein, dass die betroffenen Menschen die Auswahl ihrer Nahrungsmittel mit zunehmender Bewusstheit verändert hätten.

Testen auf die Nahrungsmittelkombination

Bei der Frage, wie die Nahrungsmittel im Einzelfall kombiniert werden sollten, finden wir am besten zunächst heraus, ob der Klient die Standardempfehlung zur Nahrungsmittelkombination entweder vollständig oder mit geringen Variationen befolgen sollte. Der Testverlauf könnte also so aussehen:

Suchen wir nach der richtigen Kombination der Nahrungsmittel? – Ja.

Ist es für Melanie angebracht, die Standardempfehlung zur Nahrungsmittelkombination insgesamt zu befolgen? – Nein.

Wäre die Standardempfehlung zur Nahrungsmittelkombination ein guter Anfang? – Ja.

Also sollte Melanie Kohlenhydrate und Proteine getrennt voneinander essen? – Ja.

[Arbeiten Sie heraus, wie die Trennung genau aussehen soll.]

Ist es angebracht, Kohlenhydrate zusammen mit Gemüse zu essen? – Ja.

Ist es angebracht, Proteine zusammen mit Gemüse zu essen? – Nein.

Also, wenn Melanie Proteine isst, wie lange muss sie warten, bevor sie Gemüse isst? Länger als eine Stunde? – Ja. [Usw.]

Manchmal ist die Standardempfehlung allerdings kein günstiger Ausgangspunkt:

Sollen wir uns die Kombination der Nahrungsmittel ansehen? – Ja.

Ist es für Ronald angebracht, die Standardempfehlung zur Nahrungsmittelkombination insgesamt zu befolgen? – Nein.

Ist diese Standardempfehlung zur Nahrungsmittelkombination ein guter Ausgangspunkt? – Nein.

Das heißt vermutlich, dass Sie nach *zwei Dingen* suchen sollten, die der Klient entweder zusammen zu sich nehmen sollte (um Verdauung oder Absorption zu unterstützen) oder die er getrennt halten sollte (gemeinsamer Konsum würde Probleme verursachen). Durch Nahrungsmittelkombination könnte die Verträglichkeit verschiedener Nahrungsmittel erhöht werden; beispielsweise verbessert das Hinzufügen einer Zitronenscheibe oft die Verträglichkeit von Leitungswasser. Eine unangebrachte Kombination hingegen würde die Verträglichkeit der beteiligten Nahrungsmittel reduzieren. Das Fragen geht weiter wie folgt:

Suchen wir danach, wie Nahrungsmittel am besten zu kombinieren sind? – Nein.

Wie sie am besten zu trennen sind? – Ja.

Unabhängig davon, ob Sie das gemeinsame oder das getrennte Aufnehmen von Nahrungsmitteln weiter untersuchen sollen, müssen Sie nun herausfinden, ob Sie nach Kategorien oder nach einzelnen Nahrungsmitteln suchen; es gibt drei Möglichkeiten:

- Kombinieren/Trennen von Kategorie A und Kategorie B (zum Beispiel Milchprodukte und Nachtschattengewächse)
- Kombinieren/Trennen von Nahrungsmittel A und Nahrungsmittel B (zum Beispiel Orangen und Milch)
- Kombinieren/Trennen von Kategorie A und Nahrungsmittel B (zum Beispiel Milchprodukte und Zwiebeln)

Also könnten die Fragen folgendermaßen weitergehen:

Suchen wir nach zwei Kategorien? – Nein.

Suchen wir nach zwei Nahrungsmitteln? – Nein.

Suchen wir nach einer Kategorie und einem Nahrungsmittel? – Ja.

(Seite 41 ff. gibt Hinweise, wie Sie die exakte Kategorie und das genaue Nahrungsmittel herausfinden.)

Gelegentlich ist die gemeinsame Aufnahme von zwei Nahrungsmitteln vielleicht ganz in Ordnung – wird jedoch ein drittes hinzugefügt, kann es zu Problemen kommen; zum Beispiel ist es möglich, dass A+B okay sind, dass A+C ebenfalls okay sind und dass B+C auch okay sind – aber A+B+C zusammen sind nicht okay. In diesem Fall würden die Fragen so aussehen:

> Suchen wir nach zwei Kategorien? – Nein.
>
> Suchen wir nach zwei Nahrungsmitteln? – Nein.
>
> Suchen wir nach einer Kategorie und einem Nahrungsmittel? – Nein.
>
> Also sind es vielleicht mehr als zwei Kategorien / Gruppen? – Ja. [Usw.]

Wie weit getrennt?

Es reicht nicht festzustellen, dass ein Klient zwei bestimmte Nahrungsmittel oder Kategorien nicht gleichzeitig essen sollte; auch der zeitliche *Abstand* zwischen den beiden ist wichtig. Der Zeitraum kann sehr variieren, je nachdem, was als Erstes gegessen wird. Wenn der Klient A vor B isst, könnte der Zeitabstand ein anderer sein, als wenn er B vor A isst. Das Testen könnte folgendermaßen aussehen:

Sollte Thomas also A und B getrennt voneinander essen? – Ja.

Wenn Thomas also A isst, wie lange muss er warten, bis er B isst – länger als eine Stunde? – Ja.

Länger als zwei Stunden? – Ja.

Länger als drei Stunden? – Nein.

Also zwischen zwei und drei Stunden? – Ja.

[Engen Sie den Zeitabstand ein, um das genaue Zeitfenster herauszufinden.]

Wenn Thomas B zuerst isst, muss er dieselbe Zeit warten, bis er A isst? – Nein.

Ist es weniger? – Ja. [Usw.]

Dies ergibt Sinn, weil die Verdauung von A länger dauern könnte als die Verdauung von B.

Der Säure-Basen-Haushalt

Im Ernährungstestmenü finden wir:

21 Säure-Basen-Haushalt

- {Verringerung Alkali bildender Nahrungsmittel} – unwahrscheinlich
- Verringerung Säure bildender Nahrungsmittel
  - Generell
  - Bestimmte Nahrungsmittelart
- Erhöhung Alkali bildender Nahrungsmittel
  - Generell
  - Bestimmte Nahrungsmittelart

  {Erhöhung Säure bildender Nahrungsmittel} – unwahrscheinlich

Zur Einstimmung ein interessantes Zitat:
„Wir Menschen haben ein Problem: Wir sind vom Aufbau her gesehen basisch und von der Funktion her sauer." (*Enzyme Pro News*, Oktober 1999)

Säuregehalt und pH-Wert

Säuregehalt oder Alkalität von Substanzen werden mit dem jeweiligen pH-Wert gemessen und ausgedrückt (Konzentration von Wasserstoffionen in einer Lösung). Die Werteskala reicht hier von 0 bis 14; ein pH-Wert von 14 entspricht einer alkalischen Lösung bzw. basischen Wirkung. Ein pH-Wert von 7 entspricht einer neutralen Lösung (absolut reines Wasser). Die pH-Spanne von 7,4 bis 7,5 wird als günstig für die Gesundheit angesehen.

Bei dem Übergang eines Nahrungsmittels in den Stoffwechsel entsteht mineralische Asche:

- Alkalische Nahrungsmittel: Die Asche ist reich an Calcium, Magnesium, Natrium und Kalium.
- Säurehaltige Nahrungsmittel: Die Asche ist reich an Chlor, Phosphor und Schwefel.

Beim Übergang von säurehaltigen Nahrungsmitteln in den Stoffwechsel werden Säuren produziert, die durch Calciumcarbonat, Magnesiumcarbonat, Kaliumcarbonat und Natriumcarbonat neutralisiert werden. Je mehr säurehaltige Nahrungsmittel Sie essen, desto mehr Mineralstoffe aus alkalischen Nahrungsmitteln brauchen Sie, um die Säuren zu neutralisieren.

Das Säure-Basen-Gleichgewicht

Das gesamte Säuren-Basen-Gleichgewicht des Körpers wird beeinflusst von folgenden Faktoren:

- Art der Nahrungsmittel, die wir essen – je mehr säurehaltige Nahrung wir zu uns nehmen, in desto mehr Stress versetzen wir den Körper, der einen korrekten pH-Wert bewahren will.
- Zufuhr alkalischer Salze (in Nahrungsmitteln oder Ergänzungen)
- Ausmaß von Stress
- Ausmaß an körperlicher Bewegung
- Übermaß an Alkohol

Kurzfristig kann der Körper überschüssige Säure über alkalische Reserven im Blut und in den Knochen abpuffern, aber langfristig führt eine stark säurehaltige Ernährung zur Erschöpfung dieser Ressourcen. Das bedeutet zum Beispiel, dass sehr viel Protein in der Nahrung einen Verlust an Knochendichte zur Folge haben kann, wenn der Körper den Knochen das Calcium entzieht, um den überschüssigen Säuregehalt auszugleichen. Das kann in Osteoporose enden.

Basen bildende Nahrungsmittel

Im Allgemeinen scheinen die meisten Autoren in diesem Bereich sich über folgende Nahrungsmittel einig zu sein:

- Gemüse (einschließlich Kartoffeln, in der Schale gekocht)
- Blattsalat
- Frisches Obst, einschließlich der Zitrusfrüchte (außer Pflaumen und Moosbeeren)
- Mandeln
- Milch (leicht Basen bildend)

Säure bildende Nahrungsmittel

Auch über diese Liste scheinen die meisten Autoren einer Meinung zu sein:

- Tierische Proteine
- Nüsse (außer Mandeln)
- Stärkehaltige Nahrungsmittel
- Zucker
- Pflaumen und Moosbeeren

Wir halten Zitrusfrüchte zwar für säurehaltige Nahrungsmittel, das Ergebnis ihres Stoffwechsels ist jedoch alkalische Asche. Daher werden sie der alkalischen Nahrungsmittelgruppe zugeordnet. Allgemein wird empfohlen, dass die Ernährung zu 80 % aus Basen bildenden Nahrungsmitteln bestehen sollte.

Symptome von zu viel Säure

Viele Symptome werden mit zu viel Säure in Zusammenhang gebracht, aber diese Symptome könnten natürlich auch von anderen Faktoren verursacht oder verschlimmert werden. Zu diesen Symptomen gehören unter anderem: Reizbarkeit, Pessimismus, rastlose

Schlafmuster, müdes Aufwachen, starke Schmerzen, Atemnot, Verdauungsschwierigkeiten und Essanfälle. Zu viel Säure ist (nach dieser Auffassung) auch an der Entwicklung von Diabetes, Arthritis usw. beteiligt.

Wie Sie das Säure-Basen-Gleichgewicht austesten

In gewissem Sinn bewirkt die Reduktion Säure bildender Nahrungsmittel dasselbe wie die erhöhte Aufnahme Basen bildender Substanzen, solange die Nahrungsmenge insgesamt dieselbe bleibt. Das Testen kann ergeben, dass der einen oder anderen Vorgehensweise der Vorzug gegeben wird. Wenn die Art der Veränderung keine Rolle spielt, werden Sie zur Reduktion säurehaltiger Nahrungsmittel ebenso ein Ja erhalten wie zur Erhöhung basischer Lebensmittel, je nachdem, wonach Sie zuerst fragen. Der Testablauf könnte so aussehen:

Schauen wir uns das Säure-Basen-Gleichgewicht an? – Ja.

Sollte Sam seine Säure bildenden Nahrungsmittel verringern? – Nein.

Sollte Sam die Basen bildenden Nahrungsmittel erhöhen? – Nein.

Ist es ein spezifisches Nahrungsmittel oder eine Nahrungsmittelgruppe? – Ja.

Ist es eine Nahrungsmittelgruppe? – Nein.

Ist es ein Gemüse? – Ja. [Usw.]

Rohe und gekochte Nahrungsmittel

Im Ernährungstestmenü betrachten wir nun diesen Punkt:

22 Rohe / gekochte Nahrungsmittel

- ○ Reduktion roher Nahrungsmittel
  - Generell
  - Nahrungsmittelkategorie
  - Bestimmte Nahrungsmittel
- ○ Erhöhung roher Nahrungsmittel
  - Unterpunkte wie oben
- ○ Verringerung gekochter Nahrungsmittel
  - Unterpunkte wie oben
- ○ Erhöhung gekochter Nahrungsmittel
  - Unterpunkte wie oben

Gründe dafür, Nahrungsmittel roh zu essen

Es gibt viele stichhaltige ernährungsspezifische und physiologische Gründe dafür, rohe Nahrungsmittel zu essen:

- Die Menschheit hat sich so entwickelt, dass rohe Nahrungsmittel ihre normale Ernährung waren und sind.
- Kochen zerstört einige Nährstoffe, vor allem die Vitamine B und C.
- Kochen bzw. Erhitzen verändert einige Nährstoffe zu schädigenden Substanzen; mehrfach ungesättigte Fette werden beispielsweise zu Transfettsäuren (siehe Seite 140).
- Rohe Nahrungsmittel enthalten Verdauungsenzyme (hauptsächlich Amylase und Protease), die die Verdauung unterstützen.
- Gekochte Nahrung ist tote Nahrung, denn das Kochen zerstört die lebenden Zellen.

- Ein Zuviel an gekochter / erhitzter Nahrung ist mit der Verringerung der Immunfunktion im Körper in Verbindung gebracht worden.

Gründe dafür, Nahrungsmittel gekocht zu essen

Das Essen roher Nahrungsmittel gilt oft als besser, aber es gibt auch einige zwingende Gründe dafür, Nahrung gekocht zu verzehren.

- Kochen zersetzt die Zellwände und macht einige Nährstoffe besser verfügbar für die Verdauung; zum Beispiel werden nur 3–4 % der Carotinoide von rohen absorbiert, aber 15–20 % der Carotinoide von gekochten Nahrungsmitteln.
- Kochen macht manche Nahrungsmittel weniger „sperrig“ für den Verzehr. (Genauso wie das Entsaften, und diesem fehlen darüber hinaus einige der Nachteile gekochter Lebensmittel.)
- Kochen zerstört schädliche Organismen (zum Beispiel Salmonellen) in Fleisch usw.
- Kochen zerstört schädliche Substanzen in einigen Nahrungsmitteln, zum Beispiel blockieren Trypsin-Inhibitoren in rohen Hülsenfrüchten die Wirkung des Enzyms Trypsin; Aussprossen oder Kochen der Hülsenfrucht kann diese Wirkung zerstören.
- Manche Menschen scheinen einige Nahrungsmittel besser zu vertragen, wenn diese gekocht werden, zum Beispiel Eier.

Die östliche Medizin empfiehlt eine hauptsächlich rohe Ernährung für all jene, die an schwer entzündlichen Erkrankungen leiden, nicht aber für solche Menschen, die mit Muskelschwäche, schweren Müdigkeitserscheinungen, Wasseransammlung oder Erkältungskrankheiten zu kämpfen haben.

Nahrungsmittel, die roh gegessen werden können

Viele Nahrungsmittel können roh gegessen werden (siehe unten). Beim Testen können Sie danach fragen, ob die Aufnahme einer bestimmten Gruppe (zum Beispiel Nüsse und Samen) oder eines bestimmten Nahrungsmittels (zum Beispiel rohe Karotten) erhöht oder verringert werden soll.

- Obst
- Gemüse
- Kräuter
- Gewürze
- Blüten
- Sprossen und gekeimtes Getreide
- Nüsse und Samen
- kalt gepresstes Öl
- Fisch
- rohe Milch

Verarbeitete Nahrungsmittel

Im Ernährungstestmenü kommen wir nun zu diesem Thema:

23 Verarbeitete Nahrungsmittel

- ○ Reduktion verarbeiteter Nahrungsmittel
- ○ Gruppe von Nahrungsmitteln
  - – Spezifische Nahrungsmittel
- ○ {Erhöhung} verarbeiteter Nahrungsmittel – unwahrscheinlich

Gesundheitsaspekte bei verarbeiteten Nahrungsmitteln

Verarbeitete Nahrungsmittel haben häufig ...

- einen hohen Gehalt an gesättigten Fetten (siehe Seite 139)
- einen hohen Gehalt an Transfettsäuren (siehe Seite 140)
- einen hohen Salz- und/oder Zuckergehalt (siehe Seite 191)
- einen hohen Gehalt an Nahrungsmittelzusätzen (siehe Seite 183)
- wenig Nährstoffe
- wenig Ballaststoffe (siehe Seite 117).

Testen auf verarbeitete Nahrungsmittel

Um welches verarbeitete Nahrungsmittel es geht, das können Sie oft am schnellsten so herausfinden, indem Sie nach den Essgewohnheiten der Testperson fragen. Damit ist Essen sowohl zu Hause wie auch unterwegs gemeint. Das Testen könnte also folgendermaßen aussehen:

Ist der nächste Bereich, den wir uns ansehen, derjenige der verarbeiteten Nahrungsmittel? – Ja.

Also, muss Allan seine Zufuhr an verarbeiteten Nahrungsmitteln reduzieren? – Ja.

Sind es alle verarbeiteten Nahrungsmittel? – Nein. [Dieses vielleicht überraschende Ergebnis mag daran liegen, dass der Klient es so schwierig finden würde, gleich mit allen verarbeiteten Nahrungsmitteln aufzuhören, dass er gar nichts ändern würde.]

[Fragen Sie Allan, welche verarbeiteten Nahrungsmittel er isst. – Er sagt etwa, er esse einmal die Woche Burger und Pommes frites und kaufe sich einen Kuchen in der Bäckerei bei seinem Büro, wenn er spät arbeiten müsse.]

Sind es also der Burger und die Pommes frites, die wir uns ansehen sollten? – Nein. [Beachten Sie, dass wir hier den Begriff „ansehen“ anstatt „aufhören mit“ verwenden, da er allgemeiner ist.]

Ist es der Kuchen, den er isst, wenn er noch spät arbeitet? – Ja.

Stimmt es, dass er damit ganz aufhören sollte? – Ja.

Sie sollten nicht vergessen, die Testperson zu fragen, was sie als Ersatz verwenden möchte. Überprüfen Sie, ob hier ebenfalls ein Problem besteht. (Siehe Seite 46).

Die Nahrungsmittelzusätze

Im Ernährungstestmenü folgt der Abschnitt:

24 Nahrungsmittelzusätze

- ○ Nahrungsmittelzusätze verringern / ganz weglassen
  - Einen bestimmten Zusatzstoff
  - Eine bestimmte Kategorie
- ○ {Nahrungsmittelzusätze erhöhen} – unwahrscheinlich

Nahrungsmittelzusätze sind Chemikalien, die wir der Nahrung hinzufügen, um deren Farbe und Geschmack zu verstärken, bestimmte Eigenschaften zu stabilisieren oder die Verarbeitung zu erleichtern. Viele Menschen reagieren allergisch auf Nahrungsmittelzusätze (siehe Seite 192). Zusätze können beigefügt werden, um den Geschmack zu verstärken, sodass Nahrungsmittel mit wenig Nährstoffen schmackhafter werden. Oft wird der Mangel an Inhaltsstoffen mit dem Rückgriff auf künstliche Geschmacks- und Farbstoffe überdeckt.

Manche Menschen zeigen eine Reaktion auch auf *natürliche* Nahrungsmittelfarbstoffe (zum Beispiel E162, Betanin aus Rote Beete). Manchmal liegt das daran, dass sie allergisch auf die tatsächliche Substanz reagieren, häufiger allerdings an den Lösungsmitteln, die für ihre Extrahierung verwendet werden. Lösungsmittel usw. müssen in der Liste der Inhaltsstoffe nicht aufgeführt werden, weil sie zum *Verarbeitungsprozess* gehören und nicht als Teil des fertigen Produktes gelten, obgleich winzige Spuren darin zurückbleiben!

Kategorien von Nahrungsmittelzusätzen

Nahrungsmittelzusätze lassen sich in mehrere Gruppen aufteilen; einige Chemikalien kommen in mehr als einer Gruppe vor, da sie mehr als eine Funktion erfüllen. Wenngleich Nahrungsmittelzusätze Kategorien wie diesen zugeordnet werden, wird eine

Testperson nur in seltenen Fällen ein Problem mit einer ganzen Kategorie haben. Wahrscheinlicher ist, dass das Problem an einer oder zwei Chemikalien liegt.

Name	Funktion	Beispiele
Säuren	Machen den Geschmack „schärfer" und wirken auch als Konservierungsmittel und Antioxidans	Essig, Zitronensäure, Weinsäure, Apfelsäure, Milchsäure
Säureregulatoren	Verändern oder steuern auf andere Weise den Säure- und Basengehalt von Nahrungsmitteln	Essigsäure, Kaliumlaktat, Zitronensäure
Antiklumpmittel	Verhindern, dass Pulver wie etwa Milchpulver Klumpen bildet	Calciumcarbonat, Magnesiumoxid, Siliciumdioxid
Antischaummittel	Reduzieren oder verhindern das Schäumen in Nahrungsmitteln	Dimethylpolysilocan Oxystearin
Antioxidantien	Hemmen die Wirkung von Sauerstoff bei Lebensmitteln	Vitamin C, Schwefeldioxid, Lecithin
Quellmittel	Erhöhen die Quellung von Lebensmitteln, ohne dass ihr Nährwert größer wird	Stärke
Nahrungsmittelfarbstoff	Ersetzen Farben, die während der Zubereitung verloren gegangen sind, oder lassen das Nahrungsmittel attraktiver aussehen	Tartrazin (E 102) und Annatto (E160b)
Mittel zur Farberhaltung	Bewahren die Farbe eines Nahrungsmittels	

Name	Funktion	Beispiele
Emulgatoren	Sorgen dafür, dass Wasser und Öle vermischt bleiben	Lecithin, Alginsäure, Carrageenan
Geschmacksstoffe	Geben Nahrungsmitteln einen besonderen Geschmack oder Geruch	
Geschmacks-verstärker	Verstärken den bestehenden Geschmack von Nahrungsmitteln	Mononatrium-glutamat (E621)
Mehlbehandlungs-mittel	Wird dem Mehl beigefügt, um seine Farbe und Verwendbarkeit beim Backen zu verbessern	Ammoniumcarbonat
Feuchthaltemittel	Bewahren Nahrungsmittel vor dem Austrocknen	Sorbitol, Mannitol, Natrium-hydrogenmalat
Spürgas	Ermöglicht Tests auf Verpackungsintegrität, mit der verhindert wird, dass die Nahrungsmittel der Atmosphäre ausgesetzt sind. Dadurch wird die Haltbarkeit garantiert.	
Konservierungs-mittel	Verhindern oder hemmen das Verderben von Nahrungsmitteln aufgrund von Pilzen, Bakterien oder anderen Mikroorganismen	Sorbinsäure, Benzoesäure, Natriumbenzoat
Stabilisatoren	Geben Nahrungsmitteln eine festere Beschaffenheit	Pektin, Carageenan
Süßstoff	Süßer Geschmack	Aspartam, Saccharin; siehe Seite 191

Name	Funktion	Beispiele
Bindemittel	Erhöhen die Zähflüssigkeit, ohne andere Eigenschaften substanziell zu verändern	Alginsäure, Natriumalginat

Genussmittel und „Anti-Nährstoffe“

Das Ernährungstestmenü thematisiert als Nächstes:

25 Genussmittel und „Anti-Nährstoffe“

- ○ Alkohol
  - Reduzieren
  - {Erhöhen} – unwahrscheinlich
- ○ Koffein
  - Reduzieren
  - {Erhöhen} – unwahrscheinlich
- ○ Tee
  - Reduzieren
  - {Erhöhen} – unwahrscheinlich
- ○ Kaffee
  - Reduzieren
  - {Erhöhen} – unwahrscheinlich
- ○ Zucker
  - Reduzieren
  - {Erhöhen} – unwahrscheinlich
- ○ Künstliche Süßstoffe
  - Reduzieren
  - {Erhöhen} – unwahrscheinlich

Gesundheitsprobleme durch Alkohol

Alkohol schädigt die Gesundheit auf viele verschiedene Arten:

- Alkoholische Getränke sind leere Kalorien, das heißt: Kalorien ohne Nährstoffe.
- Übermäßiger Alkoholkonsum ist oft mit Mund-, Hals-, Leber-, Brust-, Gebärmutter- und Darmkrebs in Verbindung gebracht worden.

- Alkohol beeinträchtigt unsere Fähigkeit zu vernünftigem Urteilen.
- Bei 15 % der tödlichen Unfälle im Straßenverkehr ist Alkohol im Spiel. Wenn Menschen Alkohol getrunken haben, sind sie gewöhnlich mehr als überzeugt von ihrer Fahrtüchtigkeit, während in Wirklichkeit ihre Konzentration schlechter und ihre Reaktionen langsamer werden.
- Wenn eine schwangere Frau viel Alkohol trinkt, verursacht dies ernste Probleme für den Fötus. Forschungsergebnisse zeigen, dass Alkoholkonsum (etwa drei bis sechs Mal in der Woche) die Gehirnfunktionen des Fötus beeinträchtigt.
- Anhaltender übermäßiger Alkoholkonsum verringert den Testosteronspiegel und beschädigt das Sperma.
- Alkohol fördert die Bleiabsorption und stört die Absorption anderer Mineralstoffe und einiger Vitamine.
- Menschen, die große Mengen Alkohol trinken, haben tendenziell weniger Vitamine (A, B und C), Mineralstoffe (Magnesium und Zink) und essenzielle Fettsäuren.
- Alkohol regt den Appetit an und das Fließen der Magensäfte; Sie fühlen sich dann hungriger, als Sie tatsächlich sind. Dies wirkt sich besonders ungünstig bei Menschen aus, die abnehmen möchten.
- Männer, die Alkohol trinken, scheinen ein leicht erhöhtes Risiko zu haben, an Vorhof-Flimmern oder Flattern zu erkranken (– eine Form des unregelmäßigen Herzschlags).

Die derzeitige Empfehlung der Medizin sieht so aus: Männer sollten ihren Alkoholkonsum auf 3 bis 4 Einheiten pro Tag beschränken, Frauen auf 2 bis 3 Einheiten pro Tag. 1 Einheit Alkohol ist dabei gleichbedeutend mit circa 0,25 l Bier oder einem kleinen Glas Sherry oder einem Glas Wein oder etwa einem Schnapsglas mit einem hochprozentigen Getränk.

Gesundheitlicher Nutzen durch Alkohol

Die Presse hat in den letzten Jahren eine Menge über gesundheitlich vorteilhafte Wirkungen von Alkohol geschrieben. Alkohol – in Maßen getrunken – gilt als förderlich für die Reduktion von Erkrankungen der Herzkranzgefäße. 1997 hat die Weltgesundheitsorganisation konstatiert, das Risiko von Erkrankungen der Herzkranzgefäße werde reduziert, wenn jeden zweiten Tag ein alkoholisches Getränk getrunken werde.

Koffein

Koffein ist ein Genussmittel in Kaffee, Tee, Cola, in sogenannten „Energydrinks" und in Schokolade. Die *UK Food Standards Agency* empfiehlt schwangeren Frauen dringend, weniger als 300 mg Koffein pro Tag zu konsumieren.

- 1 Becher Instantkaffee enthält ungefähr 100 mg.
- 1 Tasse aufgebrühter Kaffee: 100 mg
- 1 Tasse Espresso: ungefähr 40 mg
- 1 Tasse entkoffeinierter Kaffee: ungefähr 3 mg
- 1 Tasse Tee: 40–50 mg
- 1 Dose Cola: bis zu 38 mg
- 1 Dose Energydrink: bis zu 80 mg
- ein 50-g-Riegel einfache Schokolade: bis zu 50 mg
- ein 50-g-Riegel Milchschokolade: ungefähr 25 mg

(Quellen: *Food Standard Agency*, Großbritannien, und das Buch *Nutrition for Life* von Hark und Deen)

Koffein wirkt harntreibend. Die daraus abgeleitete Annahme, dass das Trinken von Tee und Kaffee zu Flüssigkeitsverlust führe anstatt zur Erhöhung des Flüssigkeitsspiegels im Körper, ist weit verbreitet. Wissenschaftliche Forschungsergebnisse zeigen jedoch, dass dies nicht zutrifft, dass also auch der Konsum *koffeinhaltiger* Getränke die Flüssigkeitsmenge im Körper durchaus erhöht. Es gibt allerdings andere gesundheitliche Gründe dafür, warum es sinnvoll ist, die Aufnahme von Koffein zu verringern. Die Reduktion des Koffeins (und nicht nur die Reduktion von Kaffee oder Tee) wird im Ernährungstestmenü dann relevant, wenn es um die *Gesamtmenge* des Koffeins geht.

Tee

Antioxidantien in schwarzem Tee schützen anscheinend gegen die Schädigung von Zellen und spielen eine Rolle bei der Vorbeugung gegen Herzanfälle und möglicherweise auch gegen Krebs. Allerdings sind Antioxidantien in Obst und Gemüse noch reichlicher enthalten (siehe Seite 162).

Tee enthält relativ hohe Mengen von Mangan. Manche Menschen, die viel Tee trinken, tun dies vielleicht, um ihren Körper mit Mangan zu versorgen.

Die Tannine in schwarzem Tee beeinflussen die Absorption einiger Mineralstoffe.

Die *Food Standards Agency* in Großbritannien stellt fest, Tee sei kein zuträgliches Getränk für Kinder.

Kaffee

Kaffee enthält Stimulantien für das Zentralnervensystem und beeinflusst die Absorption von Mineralstoffen. Die Empfehlung der *Food Standard Agency* für schwangere Frauen lautet, dass sie den Kaffeekonsum einschränken sollten. Sie sagt auch, dass Kaffee als Getränk für Kinder unzuträglich sei. Forschungen haben ergeben, dass das Trinken von Kaffee das Risiko der Erkrankung an Diabetes Typ 2, Parkinson, Darmkrebs und Gallensteinen reduzieren könne.

Zucker

Gesundheitliche Bedenken gegen Zucker sind unter anderem:

- Zucker liefert nur Energie und keine Nährstoffe, also könnten zu viele zuckerhaltige Lebensmittel die Aufnahme nährstoffreicherer Nahrungsmittel reduzieren oder aber zu Fettleibigkeit führen.
- Wenn Zucker für Energie zersetzt wird, entstehen organische Säuren. Dies bedeutet, dass der Säuregehalt im Körper steigt (siehe Seite 174).
- Zucker lässt den Blutzuckerspiegel rapide ansteigen – darauf folgt aber ein ebenso rasches Absinken des Blutzuckerspiegels (siehe Anhang D5). Dies verleitet dazu, gleich noch mehr Nahrungsmittel und Getränke zu sich zu nehmen, die sehr zuckerhaltig sind.

Künstliche Süßstoffe

Es hat gesundheitliche Bedenken im Hinblick auf die Wirkung dieser chemischen Süßstoffe gegeben. Allerdings gibt es keine eindeutigen Beweise, weder dafür noch dagegen. Kritiker argumentieren außerdem, dass künstliche Süßstoffe (wie Aspartam und Saccharin) das Verlangen nach Süßigkeiten steigern könnten, denn der süße Geschmack im Mund signalisiere dem Körper, dass er sich auf etwas Süßes einstellen solle. Da der Süßstoff dieses „Versprechen" nicht erfülle, werde der Körper vielleicht weiterhin nach süßen Nahrungsmitteln verlangen.

Allergien

Im Ernährungstestmenü folgt nun der Abschnitt:

26 Allergien

- ○ Nahrungsmittelkategorie
  - Energiearbeit dazu (sprengt den Rahmen dieses Buches)
  - Vermeiden
- ○ Spezifische Nahrungsmittel
  - Energiearbeit dazu
  - Vermeiden
- ○ Getränke
  - Energiearbeit dazu
  - Vermeiden
- ○ Nahrungsmittelergänzungen
  - Energiearbeit dazu
  - Vermeiden
- ○ Nebensubstanzen
  - Energiearbeit dazu
  - Vermeiden

Welche Substanzen können allergische Reaktionen hervorrufen?

Die kurze Antwort darauf lautet: „Alles und jedes." Anders als vielfach angenommen verursachen nicht nur Weizen und Milchprodukte und Junkfood Probleme. Manche Menschen glauben, dass biologisch erzeugte Produkte unmöglich Reaktionsauslöser sein könnten, aber viele Patienten mit Heuschnupfen, Asthma und allergischer Rhinitis reagieren sehr wohl auch auf „biologische" Gräser und Schimmelpilze. Nichts ist für alle sicher. Menschen können allergisch auf praktisch alles sein, auch auf biologische, besonders „gesunde“ Nahrungsmittel. Einer meiner Söhne war zum Beispiel allergisch auf Karotten, auch auf biologische Karotten – sie machten ihn hyperaktiv. Interessanterweise zeigte er dagegen keinerlei Veränderungen bei Nahrungsmitteln und Nahrungsmittelzusätzen, die gewöhnlich mit Hyperaktivität assoziiert werden. Eine meiner Klientinnen litt an Migräne und das Testen ergab, dass sie auf entkoffeinierten Kaffee allergisch war, nicht aber auf normalen Kaffee. Vermutlich lag dies an einer der Chemikalien, die bei den meisten Entkoffeinierungsprozessen verwendet werden.

Da es in diesem Buch um ernährungsbezogenes Testen geht, habe ich mich in diesem Abschnitt in erster Linie mit allergischen Reaktionen auf Nahrungsmittel und auf ernährungsspezifische Allergene befasst. Sicherlich können Ihre Klienten aber auch auf Dinge allergisch reagieren, die sie inhalieren oder berühren. (In meinem englischsprachigen Buch *Allergy A to Z* finden Sie eine umfassendere Analyse der Allergene.) Denken Sie daran, dass nicht alle Allergene unbedingt derselben Kategorie angehören müssen. Zum Beispiel könnten Sie einen Klienten vor sich haben, der allergisch auf Milchprodukte (eine Gruppe) reagiert, auf Bananen (ein einzelnes Nahrungsmittel) und auf sein Spülmittel (aus der Liste der Nebensubstanzen).

Welches Nahrungsmittel ist es?

Bevor Sie dem systematischen Fragenkatalog auf Seite 41 ff. folgen, sollten Sie Ihre Klienten besser nach ihren *bevorzugten* Nahrungsmitteln fragen. Oft reagieren Menschen allergisch auf Nahrungsmittel, die sie besonders mögen. Allergien machen oft süchtig, sodass gerade nach den allergenen Nahrungsmitteln verlangt wird. Allergische Reaktionen stimulieren im Körper die Endorphinproduktion und so gewöhnt man sich an das mit ihnen verbundene Hochgefühl.

Sehen wir uns als Nächstes Allergien an? – Ja.

Suchen wir nach Nahrungsmitteln? – Ja.

Suchen wir nach nur einem Nahrungsmittel? – Ja.

Gehört es zu Sams Lieblingsspeisen? – Ja.

[Fragen Sie Sam, was seine Lieblingsspeisen sind. – Er sagt vielleicht, er möge besonders gern Steak und Pilze .]

Ist es eines von beiden? – Nein.

Ist es etwas, was er zusammen mit Steak oder Pilzen isst? – Nein. (Zum Beispiel könnte es etwas in der Soße sein, die er immer dazu isst.]

[Bitten Sie Sam, mehr Nahrungsmittel zu nennen, die er mag. Erklären Sie außerdem, dass Sie mit dem Begriff „Nahrungsmittel“ feste Nahrungsmittel und Getränke meinen. – Sam sagt, dass er sein Glas Orangensaft am Morgen wirklich gern trinke, dass er Bier möge und auf Cracker mit Käse wild sei.]

Hat Sam nun das Nahrungsmittel genannt, nach dem wir suchen? – Ja.

Ist es ...? [Usw.]

Allergien auf Nahrungsmittelergänzungen

Klienten können auf ihre Nahrungsmittelergänzungen allergisch reagieren. Das kann der aktive Wirkstoff verursachen (zum Beispiel Vitamin B1 oder Jod) oder einer der Arzneimittelträger (siehe Seite 217). Wenn Ihr Klient auf einen Nährstoff allergisch reagiert, kann der Grund darin liegen, dass er den Nährstoff auf unpassende Weise ausscheidet oder speichert. In diesem Fall könnte der Klient – selbst wenn die Ernährung genügend Nährstoffe enthält – Mangelsymptome entwickeln. (In meinem Buch *Energetisch kompatibel? Fehlreaktionen testen und beheben: von Allergenen bis*

Zahnfüllungen, erschienen bei VAK, finden Sie eine genauere Erörterung dieses Themas.)

Allergien auf Nebensubstanzen

Im Laufe der Jahre habe ich Tausende von Menschen auf Allergien getestet, und wenngleich die meisten Fälle auf der Hand lagen, wurde die Sache gelegentlich doch komplizierter. Aus diesem Grund erfand ich die Kategorie „Nebensubstanzen“. Diese Kategorie deckt Dinge ab, die Menschen unwillentlich konsumieren, wie zum Beispiel Chemikalien aus der Geschirrspülmaschine, Reaktionen auf Besteck und Geschirr, Weichmacher, die aus Plastikbehältern in die Nahrung wandern, usw.

Chemikalien aus der Geschirrspülmaschine und aus Spülmitteln bleiben am sauberen Besteck und Geschirr haften und können für manche ein Problem darstellen. Gelegentlich reagieren Klienten auf das Besteck selbst (oft geht es um den Nickel in Edelstahl) oder auf eine Glasur auf dem Steingut. Das Verständnis dieser Prozesse ist schwieriger, da sich nur schwer erkennen lässt, wie Spuren des chemisch relativ inaktiven Metalls oder der Glasur schließlich im Körperinneren eines Klienten landen können. Meiner Erfahrung nach können jedoch Korrekturen dieser Probleme die Gesundheit meiner Patienten erheblich verbessern.

Nachdem die Allergene herausgefunden sind ...

Sobald die Allergie identifiziert ist, gibt es mehrere Möglichkeiten des weiteren Vorgehens. Welche Sie davon auswählen, das hängt zum Teil von Ihren professionellen Kompetenzen ab. Mögliche Maßnahmen sind etwa:

- Vermeiden: Eine Weile wird es vielleicht funktionieren, das Allergen zu vermeiden, aber mit der Zeit kehren die Menschen oft wieder zum Konsum der betreffenden Substanz zurück. Außerdem: Wird versucht, das Allergen zu vermeiden, so reagiert die Person oft umso empfindlicher auf die Substanz, wenn sie zufällig aufgenommen wird. (Für weitere Informationen über den Nahrungsmittelersatz vgl. Seite 46.)

- Das Test- und Balanceverfahren für Inkompatibilität: Dieses ist in meinem oben genannten Buch *Energetisch kompatibel?* ausführlich erklärt. Das Buch enthält die genaue Beschreibung einer Klopftechnik für die Akupunkturmeridiane zur Korrektur von Allergien. Dieses Verfahren stammt aus der *Health Kinesiology*.
- Andere Techniken zur Allergiekorrektur: Vielleicht kennen Sie ja noch ein anderes Verfahren, mit dem speziell Allergien sich korrigieren lassen.
- Indirekte Korrektur von Allergien: Allergien lassen sich manchmal auch indirekt beheben, indem Sie auf psychische Probleme des Klienten eingehen oder Unterstützung bei ernährungsspezifischen oder anderen körperlichen Problemen bieten.
- Homöopathische oder radionisch zubereitete Tropfen oder Tabletten: Diese werden vom Klienten gewöhnlich über mehrere Tage oder Wochen hinweg eingenommen, entsprechend einer genauen Verschreibung.

Unverträglichkeiten

Im Ernährungstestmenü kommen wir zum Thema:

27 Unverträglichkeiten

- ○ Nahrungsmittelkategorie
  - Energiearbeit dazu (sprengt den Rahmen dieses Buches)
  - Vermeiden
- ○ Spezifisches Nahrungsmittel
  - Energiearbeit dazu
  - Vermeiden
- ○ Getränke
  - Energiearbeit dazu
  - Vermeiden
- ○ Nahrungsergänzungen
  - Energiearbeit dazu
  - Vermeiden
- ○ Nebensubstanzen
  - Energiearbeit dazu
- ○ Vermeiden

Unterschied zwischen Allergie und Unverträglichkeit

Wenn ein Klient an einer Allergie leidet, so heißt das, dass er auf die kleinste Menge der betreffenden Substanz empfindlich reagiert. Vielleicht ist er sich nicht wirklich eines Problems bewusst, aber irgendwo im Inneren seines Systems hat die Substanz eine Störung verursacht.

Verträglichkeitsprobleme treten nur dann auf, wenn der Klient die Substanz über seine spezifische Verträglichkeitsgrenze hinaus konsumiert. Vermutlich haben wir alle Toleranzgrenzen für alles mögliche, aber wenn unser Toleranzgrenzwert beispielsweise bei zwanzig (!) Orangen pro Tag liegt, wird er praktisch keine Auswirkung haben. Falls der Toleranzwert aber bei *einer kleinen* Orange liegt, werden immer dann, wenn wir eine *große* Orange essen, Probleme auftauchen. Manchmal sind die Toleranzwerte so niedrig, dass die Wirkung sich praktisch nicht von einer Allergie unterscheidet. Ein Unterschied besteht jedoch sehr wohl im Hinblick auf die Prozesse im Energiesystem, daher sollten beide getrennt getestet und unterschiedlich korrigiert werden.

Wie bei Allergien können Nahrungsmittel, Getränke, ein Nahrungsergänzungsmittel oder eine Nebensubstanz verträglich oder unverträglich sein. (Etwas weiter gefasst kann es sich auch um etwas Inhaliertes oder etwas durch bloßen Kontakt Aufgenommenes handeln.)

Testen auf Verträglichkeitsgrenzen

Diese Aufgabe umfasst zwei Schritte:

1. die Substanz identifizieren (Ablauf wie bei Allergien, siehe Seite 192 ff.)
2. das erlaubte Maximum identifizieren

Das Maximum, also der Grenzwert der Verträglichkeit, wird variieren. Verträglichkeitsgrenzen sind nicht ganz strikt. Sie variieren etwa bei steigendem Stress. Wenn ein Klient wenig schläft, werden seine Toleranzgrenzen niedriger sein. Wenn er an einer Infektion leidet, sich gerade gestritten hat oder nicht gut auf sich selbst achtet, werden seine Toleranzgrenzen sinken. Das erschwert das Testen. Im Allgemeinen testen Sie am einfachsten, indem Sie die „normale" Stressbelastung im Alltag des Klienten als Maß zugrunde legen.

Beispiel: Sie haben vielleicht herausgefunden, dass der Klient ein Verträglichkeitsproblem mit Orangen hat. Es soll die maximal mögliche Menge ermittelt werden. Zunächst fragen Sie den Klienten, wie es ihm am liebsten ist, dass Sie die Orangen messen.

(Siehe auch Seite 72). Mit Nahrungsmitteln wie Orangen kann es da ein Problem geben, weil Orangen auf verschiedene Arten verzehrt werden – als ganze Frucht, als Fruchtsaft oder als Marmelade (falls Ihr Klient etwa Engländer ist) ... Wenn der Klient nie Orangenmarmelade isst, kann diese Option wegfallen; Sie müssen also den Klienten fragen, in welchen Formen er das betreffende Nahrungsmittel zu sich nimmt. Oft ist es notwendig, den Klienten Anhaltspunkte zu geben, worin sich die betreffende Substanz auch noch befindet. Sie sind oft überraschend unwissend. Ich habe beispielsweise Testpersonen gehabt, die glaubten, dass Weizen nur in Brot vorkomme und denen ich sagen musste, dass Weizen sehr wohl auch Bestandteil von Nudeln, Frühstücksmüsli, Kuchen usw. sei.

Der Übung halber sehen wir uns hier einen Klienten an, der Orangen in allen drei Formen zu sich nimmt. Am einfachsten nehmen Sie die Hauptquelle und finden die Menge dafür und dann fragen Sie nach Kombinationen. In der Regel ist es nicht notwendig, jede mögliche Nahrungsform zu nennen, aber geben Sie dem Klienten ein Gefühl für die verschiedenen Möglichkeiten. Der Testvorgang könnte also so aussehen:

Wenn wir uns Orangen als solche, die alleine gegessen werden, ansehen, wie hoch ist – bei einer durchschnittlichen Stressmenge in Annes Alltag – ihre maximale Toleranzgrenze für Orangen pro Tag – mehr als zwei? – Nein.

Mehr als eine? – Ja.

Sind es also zwei Orangen? – Ja.

Wenn Anne eine Orange pro Tag isst, wie viel Marmelade kann sie essen – mehr als zwei Scheiben Toast mit Marmelade? – Ja.

[Diese Maßeinheit für Marmelade ist eher unkonventionell, aber der Klient findet sie praktischer als das Messen in Teelöffeln oder nach Gewicht. Beachten Sie, dass diese Messmethode natürlich nur funktioniert, wenn der Klient die ganze Zeit über Brotscheiben derselben Größe verwendet.]

Mehr als drei Scheiben Toast mit Marmelade? – Nein.

Sind es drei Scheiben Toast? – Nein.

Es sind also zweieinhalb Scheiben Toast mit Marmelade, ist das korrekt? – Ja.

Also kann Anne eine Orange und zweieinhalb Scheiben Toast mit Marmelade pro Tag ohne Probleme essen – ist das korrekt? – Ja.

[Arbeiten Sie andere mögliche Kombinationen heraus.]

Wäre es angebracht, für Anne noch andere Grenzwerte zu ermitteln für den Fall, dass Sie Überstunden macht? – Ja.

[Sie wissen, dass diese Klientin eine sehr anstrengende Arbeit hat und mehrmals im Jahr Perioden mit sehr vielen Überstunden durchlebt. Bei einer anderen Klientin könnte sich diese Frage mit dem Zeitpunkt befassen, nachdem sie sich mit ihrem Freund gestritten hat oder wenn sie von zu Hause verreist ...]

Also, sehen wir uns die Orangen – allein gegessen – an, wenn Anne Überstunden macht; ist Anns Toleranzgrenze für Orangen dann niedriger als zwei? – Ja.

Weniger als eine? – Nein. [Usw.]

Der zweite Teil der Fragen darüber, was passiert, wenn die Klienten besonders unter Stress stehen, kann als „Antriebshebel“ dienen, um ihnen dabei zu helfen, Veränderungen in ihrem Leben durchzuführen. Sie könnten zusätzlich oder stattdessen auch die konsumierbare Menge bei sehr *geringem* Stress austesten.

Am Ende der Fragenserie über die Verträglichkeit sollten Sie in jedem Fall überprüfen, ob die Klienten wissen, was genau sie tun müssen, und auch, ob sie verstanden haben, dass es sich bei den Mengen um maximale Mengen (also um die gerade noch unbedenkliche Obergrenze) handelt und nicht um *optimale* Mengen handelt.

Die vitale Energie

Weiter geht es im Ernährungstestmenü mit:

28 Vitale Energie / Lebenskraft

- Vermeiden / Reduzieren:
  - Nahrungsmittel
  - Getränke
  - Nahrungsergänzungen
  - Nebensubstanzen
- Einnehmen / Erhöhen:
  - Nahrungsmittel
  - Getränke
  - Nahrungsmittelergänzungen
  - Nebensubstanzen

Was ist Lebenskraft oder vitale Energie?

Der Ausdruck vitale Energie oder Lebenskraft meint die Lebensenergie, auch *Chi* oder *Prana* genannt. Unsere vitale Energie ist unsere eigentliche Reserve an Lebensenergie. Schocks, Unfälle oder Operationen können unsere vitale Energie plötzlich und massiv reduzieren. Aber unsere grundlegendes Niveau an vitaler Energie bleibt normalerweise über lange Zeitperioden gleich. Vorübergehende Veränderungen können durch die Einnahme einer Substanz verursacht sein, die eine für uns zu niedrige Menge an vitaler Energie enthält.

In einer idealen Welt essen, trinken und nehmen Sie nur solche Substanzen ein, die Ihre vitale Energie vergrößern. Wenn Sie allergisch auf etwas reagieren oder *mehr* zu sich nehmen, als Ihre Verträglichkeitsgrenzen erlauben, erhöht sich dadurch ihre vitale Energie aber nicht. Bestimmte Substanzen können Ihre Lebenskraft aus anderen Gründen sogar verringern. Das hängt von der jeweiligen Energiemenge der Substanz ab – im Verhältnis zu Ihrer eigenen Energiemenge. Sehr lange gekochte Gemüse beispielsweise werden Ihre vitale Energie nicht unbedingt erhöhen. Aber wenn Sie gerade beinahe am Verhungern sind oder im Normalfall gar kein Obst oder Gemüse essen, könnte ein solches Nahrungsmittel unter diesen Umständen Ihre Lebensenergie steigern.

Wie Sie auf vitale Energie testen

Das Verfahren ähnelt in vielerlei Hinsicht dem Testen auf Verträglichkeit, außer dass jetzt zwei Vorgehensweisen zur Auswahl stehen:

- Substanzen identifizieren, die eine *negative* Auswirkung auf die vitale Energie des Klienten haben
- Substanzen identifizieren, die eine *positive* Wirkung auf die vitale Energie des Klienten haben

Die Substanz kann eine ganze Kategorie oder ein einzelnes Nahrungsmittel sein. In der Regel ermittele ich zunächst, ob ich nach negativen oder positiven Auswirkungen testen soll, da sich bestimmte Nahrungsmittel usw. dann automatisch anbieten. Wenn Sie die *negative* vitale Energie austesten, werden Sie nach dem konsumierbaren Maximum suchen, bei dem noch *keine* negativen Wirkungen auftreten. Für *positive* Auswirkungen suchen Sie gewöhnlich nach der *optimalen* Menge; nur gelegentlich werden Sie auch den Minimalwert ermitteln, der gerade noch eine vorteilhafte Wirkung hat. Das Testen könnte so beginnen:

> Testen wir als Nächstes auf vitale oder Lebensenergie? – Ja.
>
> Geht es um die *positive* Wirkung? – Ja.
>
> Ist es ein einzelnes Nahrungsmittel? – Ja. [Usw.]

Spezifische Ernährungsprogramme

Das Ernährungstestmenü stellt nun die Frage:

29 Ein spezifisches Ernährungsprogramm einhalten?

- ○ Vegetarisch
- ○ Vegan
- ○ Makrobiotisch
- ○ Blutgruppendiät
- ○ Atkins-Diät
- ○ Andere Diät

Wenn der Klient bereits eine Diät einhält

Manchmal folgt der Klient schon einem bestimmten Ernährungsprogramm, das es zu modifizieren gilt. Entweder ergibt sich das jetzt beim Testen oder es wird auf andere Weise deutlich. Folgt Ihr Klient beispielsweise den Regeln der makrobiotischen Diät, können Sie die Antwort „Reduzieren (oder erhöhen) Sie die Menge der verzehrten Seealgen auf verschiedene Arten erhalten:

- Das Ergebnis könnte in *diesem* Teil des Austestens des Ernährungstestmenüs als Modifikation der Standardernährung auftauchen.
- Es könnte sich im Abschnitt über die Unverträglichkeit ergeben (siehe Seite 197).
- Es könnte sich im Abschnitt über die vitale Energie ergeben (siehe Seite 202)

Mit einer besonderen Ernährungsform beginnen?

Wenn das Testen ergibt, dass der Klient ein spezifisches Ernährungsprogramm einhalten sollte, dann testen Sie, ob es um dieses Diätsystem im Ganzen geht oder ob es abgeändert werden sollte.

Vegetarier

Manche sagen, sie seien Vegetarier, auch wenn sie Fisch und Huhn essen; Sie sollten also genau feststellen, was die Testperson meint, wenn sie diese Aussage macht. Vegetarier lassen sich durch folgende Besonderheiten kennzeichnen:

- Sie essen im Allgemeinen kein Fleisch, keinen Fisch, kein Geflügel, dafür aber Milchprodukte und Eier.
- Einige essen keinen Käse aus tierischem Chymosin.
- Manche nehmen keine Nahrungsergänzungen oder Arzneimittel ein, die in gelatinehaltigen Kapseln enthalten sind.
- Manche essen keine Eier von Hühnern aus Käfighaltung.

Vegetarier müssen sicherstellen, dass sie genügend Zink und Eisen zu sich nehmen, entweder durch Nahrungsmittel, die reich an diesen Substanzen sind, oder durch Nahrungsergänzungsmittel.

Vegane

Vegane essen kein Fleisch, keinen Fisch, kein Geflügel, keine Milchprodukte und Eier. Manche essen auch keinen Honig. Vegane sollten Mischungen aus pflanzlichen Proteinen essen, damit sie eine adäquate Aminosäurenkombination zu sich nehmen, zum Beispiel:

- Müsli + Hülsenfrüchte
- Nüsse/Samen + Hülsenfrüchte
- Müsli + Nüsse/Samen
- Gemüse + Hülsenfrüchte.

Die neuere Forschung weist darauf hin, dass diese Kombination nicht unbedingt in *einer* Mahlzeit konsumiert werden muss, wie früher angenommen wurde. (Mehr Informationen über Aminosäuren: siehe Seite 123)

Vegane sollten ebenfalls sicherstellen, dass ihre Zufuhr an Zink, Calcium, Eisen und B12 ausreichend ist, entweder auf dem

Weg über Nahrungsmittel, die diese Substanzen reichlich enthalten, oder durch Nahrungsergänzungsmittel.

Makrobiotische Diät

Sie wird als therapeutische Diät angepriesen und versucht, entsprechend der klassischen chinesischen Medizin in der Ernährung die Yin-Energie (zum Beispiel in Wurzelgemüse) und die Yang-Energie (zum Beispiel in Obst) in Balance zu halten. In diesem System gilt Reis als perfekt ausgewogenes Nahrungsmittel. Menschen, die sich an eine makrobiotische Diät halten, werden also manchmal eine Weile ausschließlich braunen Reis essen. Weitere Merkmale:

- Biologisch erzeugte Nahrungsmittel werden vorgezogen, wo immer möglich.
- Gemüse werden in Scheiben geschnitten und auf spezielle Weise gekocht.
- Rohe Nahrung wird als unverdaulich angesehen.
- Breite Verwendung finden Meeresalgen, Hülsenfrüchte, fermentierter Reis und Sojaprodukte.
- Obst wird auf weniger als 5 % der Ernährung begrenzt.
- Brot und Nudeln werden ebenfalls nur in sehr begrenztem Umfang gegessen.
- Milchprodukte, Eier, Nachtschattengewächse (zum Beispiel Kartoffeln, Tomaten, Paprika), Backwaren, Zucker, raffinierte Lebensmittel und sehr fetthaltige Nahrungsmittel werden gewöhnlich vermieden.

Blutgruppendiät

Auch sie wird als therapeutische Diät gepriesen. Zu den populärsten Büchern darüber gehört die Publikation von Peter James D'Adamo: *4 Blutgruppen – 4 Strategien für ein gesundes Leben* (München/Zürich 2001). Nach dieser Theorie haben sich die unterschiedlichen Blutgruppen zu unterschiedlichen Zeiten in der Geschichte der Menschheit entwickelt:

Typ 0	vor 40 000 Jahren
Typ A	vor 20 000 Jahren
Typ B	vor 10 000 Jahren
Typ AB	vor 1000 Jahren

Es wird argumentiert, dass die ideale Ernährung für Menschen mit einem bestimmten Bluttyp solche Produkte beinhalte, die es zur Zeit der Entstehung der jeweiligen Blutgruppe gab:

- Typ 0, der Jäger – guter Verdauungstrakt und überaktives Immunsystem. Dieser Typ sollte vornehmlich Fleisch, Geflügel und Meeresfrüchte essen, aber Milchprodukte und Getreidemischungen meiden.
- Typ A, der Kultivator – empfindsamer Verdauungstrakt und tolerantes Immunsystem. Falls Sie diesem Typ angehören: Vermeiden Sie Fleisch, essen Sie Geflügel, vermeiden Sie Milchprodukte und Weizen, aber andere Brotsorten sind in Ordnung.
- Typ B, der Nomade – starkes Immunsystem und tolerantes Verdauungssystem. Essen Sie Milchprodukte. Vermeiden Sie Rind, Weizen und alle Schalen- und Krustentiere.
- Typ AB, das Enigma – empfindsamer Verdauungstrakt und übertolerantes Immunsystem. Essen Sie die meisten Fleischsorten (aber kein Rind- oder Hühnerfleisch), Weizen und wenige Milchprodukte.

Peter D'Adamo spricht sich gegen die Einnahme von Nahrungsergänzungsmitteln aus: Ergänzungen seien zu vermeiden, weil alle Substanzen in einer ausgewogenen Ernährung, die auf frischen Nahrungsmitteln speziell für den jeweiligen Bluttyp basiere, überreich vorhanden seien. Und: Die große Mehrheit all jener, die mit dieser Diät positive Ergebnisse erzielten, nehme keine Nahrungsergänzungen, während bei denen, die Ergänzungsmittel nähmen, die entsprechenden Ergebnisse ausblieben. (Beide Aussagen sind sinngemäß auf seiner Website www.dadamo.com zu finden.)

Kritik an diesem Ansatz:

- Wahrscheinlich sind die günstigen Ergebnisse dieser Diät eher darauf zurückzuführen, dass die Betreffenden durch Einhalten der Diät einen oder mehrere Allergene vermieden.
- Die Frage, woran es denn liege, dass Menschen auch allergisch oder mit Unverträglichkeit auf Nahrungsmittel reagierten, die für ihren Bluttyp förderlich sein sollten, beantwortet D'Adamo mit der Erklärung, dass die allergische Reaktion auf Medikamente, chirurgische Eingriffe oder Krankheit zurückzuführen sei. Das lässt sich nicht nachweisen und so erscheint seine Aussage als eine bequeme Erklärung für alles, was nicht der Theorie entspricht.
- Die Probleme mit Weizen (der bei fast allen Bluttypen zu vermeiden ist) könnten daher rühren, dass Weizen gezielt so gezüchtet wurde, dass sein Proteingehalt sich erhöhte, und weniger daher, dass Weizen an sich problematisch ist.
- Eine Menge Informationen in D'Adamos Buch werden als wissenschaftliche Tatsachen präsentiert, doch einige Wissenschaftler widersprechen dem mit der Feststellung, es gebe keinerlei Nachweis zum Beispiel für die Auswirkung von Lektinen auf das Muskelgewebe.
- Seine Behauptungen über Lektine und Blutverklumpungen basieren auf der experimentellen Arbeit mit Blut auf Objektträgern. Was im Körper passiert, ist aber nicht unbedingt dasselbe. Einige Enzyme (wie das Magenenzym Transglutaminase) können jeden Schaden von Lektinen reparieren. Wenn rote Blutzellen als Ergebnis von Lektinen in einigen Nahrungsmitteln trotzdem agglutinieren (zusammenkleben), sei dies potenziell lebensbedrohlich und Pathologen sowie andere medizinische Wissenschaftler wüssten um das Syndrom des

Organversagens, das auf lektininduzierte Mikroinfarkte zurückzuführen sei (Zelltod). (So Michael Klaper, Doktor der Medizin, auf www.veg.on.ca/lifelines/janfeb/blood.htm)

- Ein Teil der Rechtfertigung dafür, dass o-Typen Fleisch essen sollten, besteht darin, dass sie angeblich viel Magensäure haben. Nicht alle o-Typen aber haben viel Magensäure.
- Einige Angaben sind schlicht falsch, zum Beispiel, dass der Körper Jod produziere.
- Einige von D'Adamos Behauptungen über die Umwelt und über die Nahrungsarten in der Zeit, als die Bluttypen entstanden, sind möglicherweise falsch. Geschichtliche Forschungen weisen eher darauf hin, dass sämtliche Blutgruppentypen *vor* der Einführung der Landwirtschaft entstanden sind. Alle waren in der Periode der Jäger und Sammler bereits vorhanden und unterlagen daher denselben Einflüssen.

Das Testen auf eine spezifische Diät

Wenn dieses Thema beim Testen aktuell wird, stellen Sie zunächst fest, um welche Diät es sich handelt. Dann überprüfen Sie, ob diese irgendwie modifiziert werden sollte. Der Abschnitt über das Kombinieren von Nahrungsmitteln auf Seite 168 zeigt mögliche weitere Vorgehensweisen.

Die Nahrungsergänzungen

Im Ernährungstestmenü geht es weiter mit:

30 Nahrungsmittelergänzungen

- Bisher eingenommene Ergänzungen überprüfen:
  - Förderlich und optimal
  - Förderlich, aber nicht optimal
  - Förderlich, aber etwas daran muss geändert werden
  - Schädlich
  - Weder förderlich noch schädlich
- Neue Ergänzungen
  - Bestimmter Hersteller
  - Vitamine Seite
  - Mineralstoffe Seite
  - Aminosäuren
  - Öle
  - Antioxidantien
  - Präbiotika und Probiotika
  - Sonstiges

Warum Nahrungsergänzungen einnehmen?

Viele Experten und Behörden argumentieren, dass Sie keine Ergänzungen zu nehmen brauchen, solange Sie sich ausgewogen ernähren. Aber es gibt immer mehr Nachweise dafür, dass viele Menschen aus der Einnahme von Ergänzungen Nutzen ziehen können:

- Allergien und Verträglichkeitsprobleme können notgedrungen zu einer Ernährung führen, die eigentlich nicht mehr adäquat ist.
- Fehlende Bereitschaft, sich *gesund* zu ernähren, wird zu Mängeln in der Ernährung führen.

- Manche ernähren sich hauptsächlich von Snacks und Fastfood, weil sie so „beschäftigt“ sind.
- Oft werden Nahrungsmittel zu sehr erhitzt oder zu *lange* gekocht, sei es von Anfang an oder sei es durch späteres Aufwärmen.
- Krankheit kann die Absorption beeinflussen; zum Beispiel verändert die Zöliakie die Auskleidung des Dünndarms, dadurch können Nährstoffe weniger effizient aufgenommen werden.
- Subklinische Probleme des Verdauungssystems können ebenfalls zu Absorptionsproblemen führen.
- Manche Menschen haben aufgrund ihrer „biochemischen Individualität“ Probleme damit, einen bestimmten Nährstoff zu absorbieren, auch ohne klinische Erkrankung.
- Bei Heilungsprozessen sind oft *mehr* Nährstoffe für die Entgiftung und die Reparatur notwendig.
- Pubertät und Schwangerschaft erhöhen den Nährstoffbedarf.
- Ungünstige Gewohnheiten wie übermäßiger Kaffeekonsum behindern die Vitamin-B-Absorption. Raucher brauchen mehr Vitamin C.
- Viel körperliche Bewegung erhöht den Bedarf an Nährstoffen (– was natürlich kein Grund sein sollte, sich *nicht* körperlich zu betätigen!).
- Die Einnahme von Medikamenten kann den Nährstoffbedarf beeinflussen. (Siehe Anhang D2)
- Die Umweltverschmutzung hat zu einem steigenden Bedarf an Antioxidantien in der Ernährung geführt (siehe Seite 162).
- Dem Erdboden sind heute vielfach die Spurenelemente entzogen, weil Nahrungsmittel immer wieder an derselben Stelle angepflanzt und die Nährstoffe kaum ersetzt werden.

Wie Sie am besten testen

Am genauesten testen Sie Nahrungsergänzungen, indem Sie sie beim Fragen bereithalten. Viele Hersteller stellen für ihre Ergänzungen Testsätze zur Verfügung, sodass Sie Zugriff auf eine große Bandbreite von Ergänzungen haben, ohne viel Geld ausgeben zu müssen. Einige Richtungen der Kinesiologie vertreten die Auffassung, dass die Ergänzung während des Testens auf den Körper des Klienten gelegt werden sollte. Im Allgemeinen ziehe ich es vor, die Ergänzung selbst in der Hand zu halten oder in der Nähe zu haben, während ich mit verbalen Fragen teste.

Wenn der Klient eine mir unbekannte Ergänzung zum Testen mitbringt, lese ich gewöhnlich zunächst einmal, was auf dem Etikett steht, nehme eine Kapsel heraus, sehe sie an und rieche an ihr, bevor ich mit den Fragen beginne.

Manchmal werden Sie fragen und testen wollen, aber keine Ergänzung bei der Hand haben. Im Allgemeinen werden Sie immer dann genauere Antworten bekommen, wenn Sie und/oder der Klient die Ergänzung schon kennen oder mit ihr schon in Berührung (gekommen) sind (im übertragenen oder im wörtlichen Sinn). Das Testen von bloßen Listen mit Nahrungsergänzungen, mit denen weder Sie noch den Klienten eine Erfahrung verbindet, ist am ungenauesten.

Auf was testen Sie?

Bevor Sie mit dem Testen von Ergänzungen beginnen, sollten Sie sich klar darüber sein, auf welche Kategorie von Ergänzungen hin Sie testen:

- Ergänzungen, die jemand benötigt, um krasse Mangelerscheinungen zu vermeiden
- Ergänzungen, die den allgemeinen Gesundheitszustand und das Wohlbefinden erhalten oder verbessern sollen

- Ergänzungen, die bei einem besonderen Problem helfen sollen (zum Beispiel Akne, Osteoarthritis)

Dies sind die beiden möglichen Ausgangssituationen, die Sie vorfinden können:

- Die Testperson nimmt vielleicht schon Ergänzungen und Sie sollen überprüfen, ob das so in Ordnung ist.
- Die Testperson nimmt noch keinerlei Nahrungsergänzungen.

Das Verfahren, das ich empfehle, muss je nach der Situation geringfügig abgewandelt werden.

Wenn der Klient schon Ergänzungen einnimmt

Untersuchen Sie zunächst die Ergänzungen, die schon eingenommen werden. Es gibt bei jeder Ergänzung grundsätzlich fünf Möglichkeiten:

- Sie ist förderlich und optimal.
- Sie ist förderlich, aber nicht die beste. (Beispiel: Vielleicht braucht der Klient eine Multi-Vitamin-Ergänzung, aber nicht diejenige, die er derzeit nimmt.)
- Sie ist förderlich und die beste Quelle, aber etwas an ihr sollte verändert werden: Dosis, Einnahmezeit, gleichzeitige Einnahme mit einer anderen Substanz ...?
- Sie ist schädlich.
- Sie hat keine Wirkung.

Fragen Sie bei jeder Ergänzung, welche von diesen fünf Aussagen zutrifft. Wenn die zweite stimmt, müssen Sie eine Alternative finden, entweder vom gleichen Hersteller oder von einem anderen. Wenn die dritte Option anwendbar ist, arbeiten Sie heraus, was verändert werden sollte, zum Beispiel so:

Ist diese Vitamin-C-Ergänzung förderlich und optimal? – Nein.

Förderlich, aber nicht die beste Quelle? – Nein.

Förderlich, aber etwas sollte verändert werden? – Ja.

Ist die Dosis korrekt? – Ja.

Ist die Einnahmezeit korrekt? Nein [Der Klient nimmt die Ergänzung morgens auf den leeren Magen.]

Sollte die Vitamin-C-Ergänzung zusammen mit Nahrung eingenommen werden? – Ja.

Müssen wir sonst noch etwas bei dieser Vitamin-C-Ergänzung klären? – Ja.

Bei einer besonderen Mahlzeit? – Ja.

Frühstück? – Ja.

Also, die Vitamin-C-Ergänzung sollte zusammen mit dem Frühstück eingenommen werden? Ist das korrekt? – Ja.

Sollten wir noch etwas anderes über die Vitamin-C-Ergänzung wissen? – Nein.

Nachdem Sie jede Ergänzung überprüft haben, die der Klient derzeit nimmt, fragen Sie danach, ob noch andere hinzugefügt werden sollten. Wenn das der Fall ist, führen Sie dasselbe Verfahren durch wie für die Klienten, die noch gar nichts nehmen.

Wenn der Klient derzeit keine Ergänzungen einnimmt

Überprüfen Sie zunächst, ob der Klient Ergänzungen nehmen soll. Sie können die richtigen Ergänzungen auf zwei Arten herausfinden:

- Zunächst die Nährstoffart feststellen, zum Beispiel 500 mg Vitamin C, und dann eine Ergänzung finden, die dazu passt
- Austesten, welches „die beste“ Ergänzung ist

Im Allgemeinen ist der zweite Ansatz der einfachere:

> Habe ich eine Probe dieser Ergänzung verfügbar? – Ja.
> Gehört sie zur Marke X? – Nein.
> Gehört sie zur Marke Y? – Ja. [Usw.]

Wenn es eine Ergänzung ist, die Sie nicht verfügbar haben, können Sie fragen, ob es eine Ergänzung ist, die Sie kennen oder die der Klient kennt. Sobald die Ergänzung einmal gefunden ist, sollten Sie überprüfen, welche Dosis angebracht ist und wie diese genommen werden soll. In der Regel sehen Sie sich zunächst die Standarddosis an, die vom Hersteller empfohlen wird, und dann fragen Sie:

> Nehmen Sie die Ergänzung, wie auf dem Paket angegeben? – Ja.
> [Dann fragen Sie:]
> Gibt es noch irgendetwas anderes, was wir über diese Ergänzung wissen müssen?

Es könnte sein, dass es einige zusätzliche Anweisungen gibt, die notwendig sind. Zum Beispiel könnte die Anweisung des Herstellers besagen, dass die Standarddosis die ist: 1 Tablette pro Tag, zusammen mit Nahrung. Aber die volle Anweisung für Ihren Klienten könnte lauten, er solle 1 Tablette pro Tag zusammen mit Nahrung einnehmen und zusätzlich Vitamin-C-haltige Nahrung essen, um seine Absorption zu verbessern.

Wenn der Klient die Ergänzung nicht so einnimmt, wie auf der Packung angegeben, sollten Sie alle Details über die Dosis und den Zeitpunkt herausarbeiten, zum Beispiel:

Nehmen Sie mindestens zwei Tabletten pro Tag? – Ja.

Mehr als zwei? – Nein.

Werden beide Tabletten zur gleichen Zeit genommen? – Nein.

Wird eine oder werden beide bei Mahlzeiten eingenommen? – Ja. [Usw.]

Eine Kostenfrage

Nahrungsergänzungen kosten Geld und manche Klienten könnten befürchten, dass ein ganzes Ergänzungsprogramm ihnen zu teuer wird. Diese Entscheidung liegt ganz bei den Klienten und nicht bei den Therapeuten. Sie könnten die Frage stellen:

Wenn Geld kein Thema wäre, wie sieht das ideale Ergänzungsprogramm aus?...

Sobald sie dies einmal erarbeitet haben, können Sie mit dem Klienten die optimale Vorgehensweise diskutieren. Eine Alternative, die möglicherweise praktisch besser ist, besteht darin, mit einem Klienten mit begrenzten Mitteln darüber zu sprechen, wie viel er in Ergänzungen investieren kann, und dann danach zu testen, zum Beispiel so:

Vera möchte ein Maximum von 30 Euro pro Monat für Ergänzungen ausgeben – welche Mittel sind also für sie unter diesen Bedingungen am besten?...

Viele günstige Ergänzungen sind auf dem Markt und zweifelsohne sind einige davon sehr hochwertig, aber billige Ergänzungen sind nicht immer die besten:

- Öle werden oft mit Hexan extrahiert (einem Lösungsmittel), das Spuren in der Ergänzung hinterlassen kann.
- Öle sind vielleicht mit Wärme extrahiert worden, die die Integrität des Öls schädigen kann.

- Kräuterextrakte enthalten vielleicht hauptsächlich den nicht wirksamen Teil der Pflanze, der oft billiger ist.

Andere Inhaltsstoffe in Ergänzungen

Bei der Herstellung vieler Tabletten und Kapseln werden inaktive Inhaltsstoffe verwendet. Diese Hilfsstoffe sind Teil des Herstellungsprozesses und sollen sicherstellen, dass die Ergänzung korrekt hergestellt wird und von der Form her konsistent ist; sie unterstützen vielleicht außerdem die Verdauung und die Absorption. Mögliche Hilfsstoffe sind unter anderem:

- **Verdünnungsmittel:** Verdünnen den Nährstoff, sodass er sorgfältig in den Tabletten oder Kapseln verteilt werden kann. Verdünnungsmittel sind unter anderem mikrokristalline Cellulose, Dicalciumphosphat und Sojaöl.
- **Beschichtungen:** Diese werden verwendet, um den Geschmack von Nährstoffen zu maskieren und sie einfacher schluckbar zu machen. Beschichtungen sind unter anderem Schellack (von einem Käfer), Hydroxypropylmethyl-Zellulose, natürliche Farbstoffe (wie Chlorophyll und Eisenoxid) und Magnesiumsilikat.
- **Weichmacher:** Man verwendet sie in Soft-Gel-Kapseln, um diesen Biegsamkeit zu verleihen. Glycerin ist ein solcher Weichmacher.
- **„Sprengmittel“:** Sie produzieren eine „Matrix“ in der ganzen Tablette, auf die die Flüssigkeiten im Verdauungssystem einwirken können. Es gibt europäische Standards für die Zerfallszeit von Tabletten (15 Minuten für unbeschichtete Tabletten; 30 Minuten für beschichtete Tabletten). Sprengmittel sind unter anderem modifizierte Cellulose und Sojafasern.
- **Schmiermittel/Flüssigkeitshilfen:** Sie stellen sicher, dass puderförmige Substanzen während des Herstellungsprozesses durch die Maschinen „fließen“. Schmiermittel sind unter

anderem Magnesiumstearat, Stearinsäure, hydriertes Pflanzenöl und Siliciumdioxid.

(Diese Informationen über die pharmazeutischen Hilfsstoffe wurden von *Lamberts Healthcare Ltd.* zur Verfügung gestellt.)

Testen auf Ergänzungen

Das Testen auf Ergänzungen mag recht unkompliziert erscheinen, weil auch einfache Fragen auszureichen scheinen. Hier folgen aber noch einige wichtige Überlegungen:

- Auf was testen wir? Auf die optimale Dosis, die passende Dosis, die minimale Dosis, die Dosis in Bezug auf ein bestimmtes Problem? Abhängig von den Umständen können die unterschiedlichen Optionen mehr oder weniger passend sein.
- Welche Zusammensetzung und Form der Ergänzung? Zum Beispiel kann der Klient möglicherweise Zinkcitrat besser absorbieren als Zink-Aminosäuren-Chelat.
- Reagiert der Klient allergisch auf die Ergänzung? Wenn nicht, könnte das Problem im Nährstoff selbst liegen und/oder bei einem der anderen Inhaltsstoffe (siehe Seiten 192 und 217).
- Kann die Testperson die vorgeschlagene Dosis nicht vertragen? Das kann am Nährstoff selbst liegen und/oder an einem der anderen Inhaltsstoffe (siehe Seiten 194 und 217).
- Wird diese bestimmte Version der Ergänzung die Lebenskraft des Klienten vergrößern? (Siehe Seite 202)
- Gibt es irgendwelche anderen Nährstoffe, die gleichzeitig notwendig sind? Würde ein anderer Nährstoff die Absorption fördern? Zum Beispiel ist Zink notwendig für die Absorption von Nachtkerzenöl; Vitamin C vergrößert die Eisenabsorption.
- Wann ist der günstigste Zeitpunkt? Einige Nahrungsergänzungen müssen mit Nahrung genommen werden, andere sollten getrennt von der Nahrung eingenommen werden. Manche

müssen früh am Tag genommen werden und andere abends vor dem Zubettgehen. Anhang A1 und A2 geben Ihnen einige Informationen darüber, was die Regel ist. Mit dem Testen können Sie zusätzlich die Optimalmenge für die Person ermitteln.

- Mit oder ohne irgendetwas anderes? Zum Beispiel behindert Tee die Absorption von Zink, sodass er nicht kurz vor oder nach der Einnahme einer Zinkergänzung getrunken werden sollte.
- Kauen oder einfach herunterschlucken? Die meisten Calciumergänzungen werden am besten geschluckt; die meisten Kräuter sollten vor dem Schlucken am besten im Mund gekostet werden.
- Wie lange sollte die Nahrungsergänzung eingenommen werden? Möglicherweise sollte die Dosis zu einem bestimmten Zeitpunkt in der Zukunft erhöht oder verringert werden.
- Wird der Klient die Ergänzungen auch tatsächlich einnehmen? Wenn viele Ergänzungen notwendig sind, der Klient sich aber den Kauf *aller* Produkte nicht leisten kann, sollten Sie die Priorität der Ergänzungen austesten. Manche Menschen werden keine Ergänzungen mit tierischen Inhaltsstoffen wie Gelatine einnehmen. Einige haben Schwierigkeiten, *große* Tabletten oder Kapseln zu schlucken.
- Die Umstände können sich verändern; Sie sollten also die Korrektheit des Nahrungsergänzungsplans immer wieder überprüfen.

Literaturempfehlungen

Binder, Franz und Wahler, Josef: *Zucker – der süße Verführer. Alles Wissenswerte und praktische Gesundheitstipps*, Kirchzarten: VAK, 2004

Brostoff, Jonathan und Gamlin, Linda: *Lebensmittelallergie. Wenn Essen krank macht*, München: Droemer Knaur, 1991

Davies, Jill und Dickerson, John: *Nutrient Content of Food Portions*, Royal Society of Chemistry, 1991

Elliott, W. H. & D. C.: *Biochemistry & Molecular Biology*, Oxford University Press, 2001

Food Standards Agency: *Manual of Nutrition*, Stationery Office Books, 2008

Grant, Doris und Joice, Jean: *Food Combining for Health*, London: Thorsons, 1991

Haas, Elson: *Staying Healthy with Nutrition*, Celestial Arts, 2006

Hanssen, Maurice mit Marsden, Jill: *E = essbar? Was Sie über die Zusatzstoffe in Ihrer Nahrung wissen sollten*, München: Goldmann, 1988

Hark, Lisa und Deen, Darwin: *Gesunde Ernährung. Empfehlenswerte Nahrungsmittel – 45 Diäten im Vergleich*, München: Dorling Kindersley, 2008

Hartvig, Kirsten und Rowley, Nic: *You Are What You Eat*, Piatkus, 2003

Holford, Patrick und Colson, Deborah: *Optimale Gehirnernährung für Kinder*, Kirchzarten: VAK, 2008

Holford, Patrick: *Optimale Ernährung. Mit Tests für Ihr individuelles Nahrungs- und Vitaminprogramm*, München: Goldmann, 2000

Houlton, Jane: *Überlebenshandbuch für Allergiker*, Baden-Baden: Humboldt-Tb., 2004

Kern, Peter: *Krebs bekämpfen mit Vitamin B17*, Kirchzarten: VAK, 2008

Krebs, Charles T.: *Nährstoffe für ein leistungsfähiges Gehirn*, Kirchzarten: VAK, 2004

Lamberts Healthcare Ltd.: *The Practitioner's Guide To Supplements*

Lazarides, Linda: *The Nutritional Health Bible*, London: Thorsons, 1997

Leeds, Anthony et al.: *Nutrition Matters for Practice Nurses*, John Libbey & Co. Ltd, 1990

Leeds, Anthony und Brand Miller, Jennie: *The New Glucose Revolution*, Mobius

Mervyn, Leonard: *Thorsons Complete Guide To Vitamins & Minerals*, London: Thorsons, 2000

Mortimore, Denise: *Ernährungstherapie*, Köln: Könemann, 1999

Murray, Michael T. und Pizzorno, Joseph E.: *The Encyclopedia of Natural Medicine*, Prima Publishing,1999

Murray, Michael T.: *The Encyclopedia Of Nutritional Supplements*, Prima Publishing, 1996

Pies, Josef: *Heilende Zucker. Gesund durch Glykonährstoffe*, Kirchzarten: VAK, 2004

Spitzer, Dr. Volker und Spitzer, Nicole: *Super-Vitamin D. Rundumschutz vor den Krankheiten unserer Zeit*, Kirchzarten: VAK, 2009

Thomas, Briony: *Nutrition in Primary Care*, Wiley Blackwell, 1996

Thurnell-Read, Jane: *Allergy A to Z*, Penzance/Cornwall: Life-Work Potential, 2005

Thurnell-Read, Jane: *Effektive Fragetechniken in der Kinesiologie. Präzise Ergebnisse durch präzise Fragen*, Kirchzarten: VAK, 2005

Thurnell-Read, Jane: *Energetisch kompatibel? Fehlreaktionen testen und beheben: von Allergenen bis Zahnfüllungen*, Kirchzarten: VAK, 2005

Weil, Andrew: *Mein Weg zur optimalen Gesundheit. Das Handbuch der richtigen Ernährung*, München: Goldmann: 2001

What Doctors Don't Tell You Ltd.: *The WDDTY Good Supplement Guide*, 2003

Wolcott, William L.: *Essen, was mein Körper braucht. Metabolic Typing – die passende Ernährung für jeden Stoffwechseltyp*, Kirchzarten: VAK, 2002

World Cancer Research Fund: *WCRF Guide to Vitamins*

Websites

British Dietetics Association: www.bda.uk.com

Linus Pauling Institute, Oregon State University, USA: http://lpi.oregonstate.edu/

Medline Plus: www.nlm.nih.gov/medlineplus

National Institutes Of Health, Office Of Dietary Supplements: http://dietary-supplements.info.nih.gov/

UK Foods Standard Agency: http://www.food.gov.uk

Anhänge

Anhang A1: Vitamine

Bitte beachten Sie, dass alle Informationen in diesem Kapitel als Hinweise gedacht und nicht umfassend sind. Sie sollen als Orientierungshilfe dienen und nicht als vollständige Erklärung der Natur und Rolle des jeweiligen Vitamins.

Vitamin A / Retinol

Fettlöslich

Gute Quellen

Leber, Eier, Milch & Milchprodukte, Fischleberöl, angereicherte Margarine, Karotten, Petersilie, Spinat, Brokkoli

Funktionen

Wachstum und Reparatur der Körpergewebe; Knochen- und Zahnbildung; gute Sicht bei trübem Licht; hält die Schleimmembranen gesund; unterstützt das Immunsystem; Schutz vor einigen Krebssorten; wirkt als Antioxidans. (Siehe Seite 162)

Mögliche Wirkungen von Vitamin-A-Mangel

Reduzierte Nachtsicht; trockene Augen; Verlust der Sicht durch allmähliche Schädigung der Hornhaut; schlechte Wundheilung; Ekzeme; Dermatitis; abschälende, trockene, schuppige Haut; verminderte Widerstandsfähigkeit gegen Infektionen wegen Verlust der Intaktheit der Haut und der Schleimmembranen; follikulare Hyperkeratose; reduziertes Geschmacksvermögen.

Mögliche ungünstige Wirkungen bei Überdosierung

Kopfschmerzen, Benommenheit; Hautveränderungen; Anorexie; Gewichtsverlust; Muskelschmerzen; chronische Leberkrankheit; juckende und schuppende Haut; Verlust der Körperbehaarung; brüchige Nägel; verzerrte Sicht; erhöhtes Risiko von Geburtsfehlern bei schwangeren Frauen.

Aufnahme

Maximale Menge bei Langzeiteinnahme: 2300 mcg pro Tag

Bemerkungen

Vitamin A kann im Körper aus dem Provitamin Carotin hergestellt werden. Seine Absorption wird durch Mangel an Gallenflüssigkeit behindert.

Nahrungsergänzungen

- Wird mit fetten Nahrungsmitteln gegessen.
- Absorption wird durch Zink sowie durch die Vitamine E und C unterstützt.
- Ergänzungen mit über 2000 IE sollten von schwangeren Frauen nicht eingenommen werden. (IE = Internationale Einheit: Maßangabe für Menge und Wirkung von Vitaminen)

(Bitte beachten Sie, dass diese Informationen als Hinweise gedacht und nicht umfassend sind. Sie sollen als Orientierungshilfe dienen und nicht als vollständige Erklärung der Natur und Rolle dieses Vitamins.)

Betacarotin

Fettlöslich

Gute Quellen

Gelbe und grüne Früchte und Gemüse

Funktionen

Fängt freie Radikale; Eigenschaften eines Antioxidationsmittels; Schutz gegen einige Krebsarten.

Mögliche Wirkungen von Betacarotin-Mangel

Dieselben wie bei Vitamin A

Mögliche ungünstige Wirkungen bei Überdosierung

Dieselben wie bei Vitamin A

Bemerkungen

Wird im Körper zu Vitamin A umgewandelt; einige Forschungsergebnisse deuten darauf hin, dass Betacarotin das Krebsrisiko bei Rauchern erhöhen könnte.

(Bitte beachten Sie, dass diese Informationen als Hinweise gedacht und nicht umfassend sind. Sie sollen als Orientierungshilfe dienen und nicht als vollständige Erklärung der Natur und Rolle dieses Vitamins.)

Vitamin B1 / Thiamin

Wasserlöslich

Gute Quellen

Weizenkeime, Hefe, Leber, ganze Getreidekörner, Paranüsse, Erdnüsse, Sojamehl, Hafermehl, Linsen, Fisch, Geflügel, Bohnen, Schweinefleisch.

Funktionen

Kohlenhydrat-Stoffwechsel; Aufrechterhaltung des Appetits; Nervenfunktion; Wachstum und Muskeltonus; wichtig für das Herz.

Mögliche Wirkungen von Vitamin-B1-Mangel

Müdigkeit; Depression; Reizbarkeit; Unfähigkeit, sich zu konzentrieren; schlechtes Gedächtnis; schmerzende Muskeln; Magen-Darm-Störungen; Taubheit oder Kribbeln in Händen und Füßen; geschwollene Beine (wegen Flüssigkeitsansammlung); reduzierte Schmerztoleranz; gestörter Schlaf; Gewichtsverlust; schlechter Appetit; schneller Herzrhythmus; kongestive Herzinsuffizienz; schlechtes Wachstum bei Kindern.

Aufnahme

Maximale Menge bei Langzeiteinnahme: 100 mg pro Tag

Nahrungsergänzungen

- Alle B-Vitamine arbeiten zusammen, sie werden daher oft am besten als Vitamin-B-Komplex-Rezeptur eingenommen.
- Nehmen Sie sie früh am Tag.
- Absorption wird unterstützt durch andere B-Vitamine und Mangan.
- Absorption wird behindert durch Alkohol, Stress und Antibiotika.

- Falls Sie das Medikament L-Dopa einnehmen: Holen Sie zunächst medizinischen Rat ein, bevor Sie eine Nahrungsergänzung mit B-Vitaminen wählen!
- Diabetiker sollen keine Dosen über 75 mg pro Tag einnehmen, ohne ihren Arzt zu konsultieren.

(Bitte beachten Sie, dass diese Informationen als Hinweise gedacht und nicht umfassend sind. Sie sollen als Orientierungshilfe dienen und nicht als vollständige Erklärung der Natur und Rolle dieses Vitamins.)

Vitamin B2 / Riboflavin

Wasserlöslich

Gute Quellen

Angereicherte Frühstücksmüslis, Fleisch, Eier, Mandeln, Blauschimmelkäse, Pilze, grüne Blattgemüse, Innereien, Nüsse.

Funktionen

Fett, Kohlenhydrat- und Proteinstoffwechsel, Bildung von Antikörpern und roten Blutzellen.

Mögliche Wirkungen von Vitamin-B2-Mangel

Schmerzende Zunge und Lippen; Risse in der Haut rund um Nase und Mund; schmerzendes, blutendes Zahnfleisch, wässrige Augen, Überempfindlichkeit gegenüber hellem Licht; brennende Füße; rote, schmierige Haut, aber auch Trockenheit und Ablösen der Haut; skrotale und vulvale Dermatitis; blasse Haut; lebloses, öliges Haar; brüchige Fingernägel; löffelförmige (konkave) Nägel.

Aufnahme

Maximale Menge bei Langzeiteinnahme: 200 mg pro Tag

Nahrungsergänzungen

- Alle B-Vitamine arbeiten zusammen, sie werden daher oft am besten als Vitamin-B-Komplex-Rezeptur eingenommen.
- Nehmen Sie sie früh am Tag.
- Absorption wird von anderen B-Vitaminen unterstützt.
- Absorption wird durch Alkohol, Stress und Antibiotika behindert.
- Falls Sie das Medikament L-Dopa einnehmen: Holen Sie zunächst medizinischen Rat ein, bevor Sie eine Nahrungsergänzung mit B-Vitaminen wählen!
- Große Dosen können Bluttests beeinflussen.

(Bitte beachten Sie, dass diese Informationen als Hinweise gedacht und nicht umfassend sind. Sie sollen als Orientierungshilfe dienen und nicht als vollständige Erklärung der Natur und Rolle dieses Vitamins.)

Vitamin B 3 / Niazin / Nikotinsäure / Nikotinamide

Wasserlöslich

Gute Quellen

Fleisch, Geflügel, Fisch, Leber, Milchprodukte, Erdnüsse, Mandeln, Kartoffeln, Hefeextrakt, Hartkäse, Gartenbohnen.

Funktionen

Fett-, Kohlenhydrat- und Proteinstoffwechsel; Gesundheit der Nerven, Haut, Zunge und Verdauungssystem; Blutkreislauf.

Mögliche Wirkungen von Vitamin-B3-Mangel

Reizbarkeit; Energiemangel, Gewichtsverlust; wenig Appetit, Kopfschmerzen; schlechtes Gedächtnis; Konzentrationsmangel; emotionale Instabilität; Röte und Pigmentierung der Haut in dem Licht ausgesetzten Bereichen; sich schuppende, trockene und sich ablösende Haut; schmerzende, rissige Zunge; einreißende Mundwinkel; Schmerzen im Unterleib; Durchfall.

Mögliche ungünstige Wirkungen bei Überdosierung

Hitzewallungen; Magen- oder Zwölffingerdarmgeschwür; Leberfehlfunktion; Gicht; Arrhythmie; Hyperglykämie.

Aufnahme

Maximale Menge bei Langzeiteinnahme: 150 mg pro Tag

Bemerkungen

Niazin kann im Körper aus Tryptophan hergestellt werden (siehe Seite 132).

Nahrungsergänzungen

- Alle B-Vitamine arbeiten zusammen, sie werden daher oft am besten als Vitamin-B-Komplex-Rezeptur eingenommen.
- Nehmen Sie sie früh am Tag.
- Absorption wird von anderen B-Vitaminen unterstützt.

- Absorption wird durch Alkohol, Stress und Antibiotika behindert.
- Falls Sie das Medikament L-Dopa einnehmen: Holen Sie zunächst medizinischen Rat ein, bevor Sie eine Nahrungsergänzung mit B-Vitaminen wählen!
- Diabetiker sollten keine Dosen über 75 mg täglich einnehmen, ohne ihren Arzt zu konsultieren.
- Dosen über 100 mg können Magengeschwüre, Glaukome und Diabetes verschlimmern.

(Bitte beachten Sie, dass diese Informationen als Hinweise gedacht und nicht umfassend sind. Sie sollen als Orientierungshilfe dienen und nicht als vollständige Erklärung der Natur und Rolle dieses Vitamins.)

Vitamin B5 / Pantothensäure

Wasserlöslich

Gute Quellen

Fleisch, ganze Getreidekörner, Gemüse, Hefe.

Funktionen

Wandelt Nährstoffe in Energie um; bildet einige Fette; bessere Vitaminverwertung; Produktion von Hormonen und Cholesterin.

Mögliche Wirkungen von Vitamin-B5-Mangel

Müdigkeit; Kopfschmerzen; Schwäche; Stimmungsschwankungen; Muskelkrämpfe; Verwirrung.

Nahrungsergänzungen

- Alle B-Vitamine arbeiten zusammen, sie werden daher oft am besten als Vitamin-B-Komplex-Rezeptur eingenommen.
- Nehmen Sie sie früh am Tag.
- Absorption wird von anderen B-Vitaminen unterstützt, insbesondere von Biotin und Folsäure.
- Absorption wird durch Alkohol, Stress und Antibiotika behindert.
- Falls Sie das Medikament L-Dopa einnehmen: Holen Sie zunächst medizinischen Rat ein, bevor Sie eine Nahrungsergänzung mit B-Vitaminen wählen!

(Bitte beachten Sie, dass diese Informationen als Hinweise gedacht und nicht umfassend sind. Sie sollen als Orientierungshilfe dienen und nicht als vollständige Erklärung der Natur und Rolle dieses Vitamins.)

Vitamin B6 / Pyridoxin

Wasserlöslich

Gute Quellen

Fisch, Geflügel, mageres Fleisch, Vollwertmüslis, Walnüsse, Butterbohnen, Bananen, Erdnüsse.

Funktionen

Fett, Kohlenhydrat- und Proteinstoffwechsel; Bildung von Antikörpern; erhält das Natrium-Kalium-Gleichgewicht; erhöht die Sauerstoffmenge, die vom Hämoglobin transportiert wird.

Mögliche Wirkungen von Vitamin-B6-Mangel

Verschlimmert Anämie; Reizbarkeit; Nervosität; Depression; Schlaflosigkeit; seborrhoische Dermatitis im Gesicht; akneähnlicher Ausschlag auf der Stirn; rote, ölige Haut, aber auch Hauttrockenheit und Abschälen; schmerzende Zunge; hervortretende Geschmacksknospen; Energiemangel.

Mögliche ungünstige Wirkungen bei Überdosierung

Schädigung der sensorischen Nervenfunktion; verminderte Sehnenreflexe; Taubheit in Händen und Füßen; Schwierigkeiten beim Gehen.

Aufnahme

Maximale Menge bei Langzeiteinnahme: 100 mg pro Tag

Bemerkungen

- Erhöhter Bedarf von Frauen: vor der Menstruation und wenn sie die Antibabypille einnehmen.
- Je mehr Protein in der Ernährung ist, desto mehr Vitamin B6 wird gebraucht, um dem Körper dabei zu helfen, das Protein zu verwerten.

Nahrungsergänzungen

- Alle B-Vitamine arbeiten zusammen, sie werden daher oft am besten als Vitamin-B-Komplex-Rezeptur eingenommen.
- Nehmen Sie sie früh am Tag.
- Absorption wird von anderen B-Vitaminen, von Magnesium und Zink unterstützt.
- Absorption wird durch Alkohol, Stress und Antibiotika behindert.
- Falls Sie das Medikament L-Dopa einnehmen: Holen Sie zunächst medizinischen Rat ein, bevor Sie eine Nahrungsergänzung mit B-Vitaminen wählen!
- Dosen über 100 mg können eine Neuritis des peripheren Nervensystems auslösen.

(Bitte beachten Sie, dass diese Informationen als Hinweise gedacht und nicht umfassend sind. Sie sollen als Orientierungshilfe dienen und nicht als vollständige Erklärung der Natur und Rolle dieses Vitamins.)

Vitamin B12 / Cyanocobalamin / Cobalamin

Wasserlöslich

Gute Quellen

Innereien, Eier, Milch, öliger Fisch, Käse.

Funktionen

Arbeitet mit Folsäure zusammen (siehe Seite 241). Fett-, Kohlenhydrat- und Proteinstoffwechsel; erhält die Gesundheit des Nervensystems; Blutzellenbildung; Folat-Synthese; DNS-Synthese.

Mögliche Wirkungen von Vitamin-B12-Mangel

Perniziöse Anämie; geistige Verwirrung; Reizbarkeit; Ängstlichkeit; Müdigkeit; blasse Haut; wiederholte Mundgeschwüre; schmerzende, entzündete Zunge; schuppige, trockene, sich abschälende Haut; schlechter Zustand der Haare; Durchfall, schmerzende und empfindliche Muskeln; Kribbeln in Händen und Füßen.

Aufnahme

Maximale Menge bei Langzeiteinnahme: 300 mcg pro Tag

Bemerkungen

Vitamin B12 muss mit dem Intrinsic-Faktor (IF), der im Magen produziert wird, kombiniert werden, damit es wirkt. Bei der perniziösen Anämie fehlt dieser Faktor für die Absorption des B12 (was mit blauen Augen und vorzeitig ergrauten Haaren in Verbindung gebracht wird).

Nahrungsergänzungen

- Alle B-Vitamine arbeiten zusammen, daher werden sie oft am besten als Vitamin-B-Komplex-Rezeptur eingenommen.
- Nehmen Sie sie früh am Tag.
- Absorption wird von anderen B-Vitaminen unterstützt, besonders von Folsäure und Calcium.

- Absorption wird durch Alkohol, Stress, innere Parasiten und Antibiotika behindert.
- Falls Sie das Medikament L-Dopa einnehmen: Holen Sie zunächst medizinischen Rat ein, bevor Sie eine Nahrungsergänzung mit B-Vitaminen wählen!
- Hohe Zufuhr von Vitamin B12 kann einen Folsäuremangel überdecken.
- Hohe Dosen von Nahrungsergänzungen sollten in der Schwangerschaft und vor dem Alter von 12 Jahren vermieden werden.

(Bitte beachten Sie, dass diese Informationen als Hinweise gedacht und nicht umfassend sind. Sie sollen als Orientierungshilfe dienen und nicht als vollständige Erklärung der Natur und Rolle dieses Vitamins.)

Biotin (klassifiziert als Vitamin H und als B-Vitamin)

Wasserlöslich

Gute Quellen

Hefe, Innereien, Eier, Milch, Käse, Sojabohnen, Erdnüsse, Walnüsse, Bohnen, Blumenkohl.

Funktionen

Fett-, Kohlenhydrat- und Proteinstoffwechsel; unterstützt die Verwertung von B-Vitaminen; ist beteiligt an der Hormon- und Cholesterinproduktion (siehe Seite 146); gesundes Haar, Nägel und Haut.

Mögliche Wirkungen von Biotin-Mangel

Schuppige Dermatitis; Müdigkeit; Schwäche; schwacher Appetit; blasse Haut, schlechter Zustand der Haare; Haarausfall; schmerzende, wunde Muskeln; schwerer Milchschorf bei Kindern.

Aufnahme

Aufnahme zwischen 30 und maximal 100 mcg pro Tag erscheint ausreichend.

Bemerkungen

Wird von den Bakterien im Blut hergestellt (siehe Seite 165). Langfristige Einnahme von Antibiotika kann einen Biotinmangel verursachen.

Nahrungsergänzungen

- Alle B-Vitamine arbeiten zusammen, daher werden sie oft am besten als Vitamin-B-Komplex-Rezeptur eingenommen.
- Nehmen Sie sie früh am Tag.
- Absorption wird von anderen B-Vitaminen unterstützt.
- Absorption wird durch Alkohol, Stress, innere Parasiten und Antibiotika behindert.

- Falls Sie das Medikament L-Dopa einnehmen: Holen Sie zunächst medizinischen Rat ein, bevor Sie eine Nahrungsergänzung mit B-Vitaminen wählen!

(Bitte beachten Sie, dass diese Informationen als Hinweise gedacht und nicht umfassend sind. Sie sollen als Orientierungshilfe dienen und nicht als vollständige Erklärung der Natur und Rolle dieses Vitamins.).

Cholin

Wasserlöslich

Gute Quellen

In der Nahrung breit verfügbar.

Funktionen

Teil der Acetylcholin-Bildung; emulgiert Fette.

Bemerkungen

Kann aus Glycin synthetisiert werden.

Nahrungsergänzungen

- Alle B-Vitamine arbeiten zusammen, daher werden sie oft am besten als Vitamin-B-Komplex-Rezeptur eingenommen.
- Nehmen Sie sie früh am Tag.
- Absorption wird von anderen B-Vitaminen unterstützt.
- Absorption wird durch Alkohol, Stress und Antibiotika behindert.
- Falls Sie das Medikament L-Dopa einnehmen: Holen Sie zunächst medizinischen Rat ein, bevor Sie eine Nahrungsergänzung mit B-Vitaminen wählen!

(Bitte beachten Sie, dass diese Informationen als Hinweise gedacht und nicht umfassend sind. Sie sollen als Orientierungshilfe dienen und nicht als vollständige Erklärung der Natur und Rolle dieses Vitamins.)

Inositol

Wasserlöslich

Gute Quellen

In der Nahrung breit verfügbar.

Funktionen

Emulgiert Fette.

Mögliche Wirkungen von Inositol-Mangel

Schlechter Zustand der Haare; Ekzeme; fördert Diabetes; eine Nahrungsergänzung kann für Menschen, die an Problemen wie Bulimie, Panikstörungen, bipolarer Depression und dem polyzystischen Ovarialsyndrom (PCOS) leiden, hilfreich sein.

Bemerkungen

Kann aus Glucose synthetisiert werden. Koffein kann einen Inositolmangel auslösen.

Nahrungsergänzungen

- Alle B-Vitamine arbeiten zusammen, daher werden sie oft am besten als Vitamin-B-Komplex-Rezeptur eingenommen.
- Nehmen Sie sie früh am Tag.
- Absorption wird von Cholin unterstützt.
- Absorption wird durch Alkohol, Stress und Antibiotika behindert.
- Falls Sie das Medikament L-Dopa einnehmen: Holen Sie zunächst medizinischen Rat ein, bevor Sie eine Nahrungsergänzung mit B-Vitaminen wählen!

(Bitte beachten Sie, dass diese Informationen als Hinweise gedacht und nicht umfassend sind. Sie sollen als Orientierungshilfe dienen und nicht als vollständige Erklärung der Natur und Rolle dieses Vitamins.)

Folsäure / Folat / Folacin

Wasserlöslich

Gute Quellen

Grüne Blattgemüse, Innereien, Melonen, Kürbisse, Erdnüsse, Butterbohnen, Karotten, Eigelb, Aprikosen, Avocados, Tomaten, Brokkoli, Spinat, Spargel.

Funktionen

Folat arbeitet mit Vitamin B12 zusammen (siehe Seite 235), um die Bildung roter Blutzellen zu unterstützen; notwendig für die DNS-Produktion, die das Gewebewachstum und die Zellfunktionen steuert.

Mögliche Wirkungen von Folsäure-Mangel

Megaloblastische Anämie; Neuralrohrdefekte, wenn die Folsäureaufnahme der Mutter inadäquat war; schlechtes Wachstum bei Kindern; rissige Mundwinkel; schuppige, trockene, sich abschälende Haut; schmerzhafte, wunde Zunge; Mundgeschwüre; Depression; Energiemangel; schlechter Appetit; Durchfall.

Mögliche ungünstige Wirkungen bei Überdosierung

Schlaflosigkeit, Reizbarkeit

Aufnahme

Maximale Menge bei Langzeiteinnahme: 400 mcg pro Tag

Bemerkungen

- Supplementierung kann einen B12-Mangel verdecken.
- Erhöhter Bedarf bei Frauen, die die Antibabypille einnehmen.
- Erhöhter Bedarf in den ersten 12 Wochen der Schwangerschaft (siehe Anhang D1).

Nahrungsergänzungen

- Alle B-Vitamine arbeiten zusammen, daher werden sie oft am besten als Vitamin-B-Komplex-Rezeptur eingenommen.
- Nehmen Sie sie früh am Tag.
- Absorption wird von anderen B-Vitaminen und Vitamin C unterstützt.
- Absorption wird durch Alkohol, Stress und Antibiotika behindert.
- Falls Sie das Medikament L-Dopa einnehmen: Holen Sie zunächst medizinischen Rat ein, bevor Sie eine Nahrungsergänzung mit B-Vitaminen wählen!
- Hohe Aufnahme kann einen B12-Mangel verdecken.

(Bitte beachten Sie, dass diese Informationen als Hinweise gedacht und nicht umfassend sind. Sie sollen als Orientierungshilfe dienen und nicht als vollständige Erklärung der Natur und Rolle dieses Vitamins.)

Vitamin C / Ascorbinsäure

Wasserlöslich

Gute Quellen

Zitrusfrüchte, Nektarinen, Erdbeeren, Melonen, Gemüse, Tomaten, Kartoffeln. Auch die meisten anderen Obstsorten und Gemüse enthalten einiges an Vitamin C, Fisch und Milch enthalten kleine Mengen.

Funktionen

Unterstützt die Wundheilung; stärkt die Blutgefäße; Aufrechterhaltung des Kollagens; Widerstandsfähigkeit bei Infektionen; notwendig für die Produktion der Nebennierenhormone; unterstützt Entgiftung und Ausscheidung einer großen Bandbreite toxischer Chemikalien; unterstützt die Absorption von Eisen; wirkt als Antioxidans (siehe Seite 162).

Mögliche Wirkungen von Vitamin-C-Mangel

Skorbut; schlechte Wundheilung; verminderte Widerstandsfähigkeit bei Infektionen; Anfälligkeit für Prellungen; kleine rote oder violette Punkte auf der Haut; Zahnfleischbluten; verletzliche Kapillargefäße; Schädigung des Knochen- und Bindegewebes; trockene, sich schälende Haut; Schuppen; Müdigkeit; kurzer Atem bei Anspannung; schmerzende oder schwache Knochen; Gelenkschmerzen; Depression; spätes Zahnen bei Babys.

Mögliche ungünstige Wirkungen bei Überdosierung

Durchfall; Nierensteine wegen überhöhter Ausscheidung von Wasser und Oxolaten; Schädigung der Funktion der weißen Zellen; weniger B12 und erhöhte Absorption von Eisen.

Aufnahme

Maximale Menge bei Langzeiteinnahme: 200 mg pro Tag

Bemerkungen

Aspirin, Barbiturate; Kortikosteroide, Tetracyclin-Medikamente erhöhen die Ausscheidung.

Nahrungsergänzungen

- Werden am besten zwischen den Mahlzeiten eingenommen.
- Absorption wird durch Schwermetalle und inadäquate Mengen von Salzsäure im Magen behindert.
- Hohe Aufnahme kann Durchfall, Magenkrämpfe und Blähungen verursachen.
- Hohe Dosen von Vitamin C in Form von Ascorbinsäure können Magengeschwüre verschlimmern.
- Langzeiteinnahme von Ascorbinsäure kann Calcium, Magnesium und Kalium abbauen.
- Vitamin C in Form von Kaliumascorbat ist bei Nierenerkrankungen kontraindiziert.

(Bitte beachten Sie, dass diese Informationen als Hinweise gedacht und nicht umfassend sind. Sie sollen als Orientierungshilfe dienen und nicht als vollständige Erklärung der Natur und Rolle dieses Vitamins.)

Vitamin D / Calciferol

Fettlöslich

Gute Quellen

Öliger Fisch, Austern, Eigelb, Innereien, angereicherte Margarine, Blauschimmelkäse, Sahne.

Funktionen

Calcium- und Phosphor-Stoffwechsel (Knochenbildung); Herztätigkeit; Aufrechterhaltung des Nervensystems.

Mögliche Wirkungen von Vitamin-D-Mangel

Müdigkeit; Krämpfe und Zuckungen; Haarausfall; schmerzende und schwache Knochen; Gelenkschmerzen; Muskelschwäche; inadäquate Kalkeinlagerungen in den Knochen; Missbildungen des Skeletts; verspäteter Zahndurchbruch bei Babys; unzureichende Bildung von Zahnschmelz.

Mögliche ungünstige Wirkungen bei Überdosierung

Hyperkalzämie; Nierensteine; große Calciumrückstände in den Körpergeweben; Bluthochdruck; übermäßiger Durst; Durchfall, schwacher Appetit; Schwindelgefühl; Schwäche.

Aufnahme

Maximale Menge bei Langzeiteinnahme: 10 mcg pro Tag

Bemerkungen

- Mangel an Gallenflüssigkeit behindert die Absorption aus Nahrung und Nahrungsergänzungen.
- Wird im Körper produziert, wenn die Haut dem Sonnenlicht ausgesetzt ist.

Die *British Dietetic Association* stellt fest: „Schätzungen zufolge ist das ultraviolette Licht in Großbritannien nur in der Tagesmitte (vermutlich zwischen 10 Uhr am Morgen und 15 Uhr am Nachmittag) und in den Sommermonaten, also von April bis September, stark genug, um Vitamin D auf ausgesetzter Haut zu produzieren. Wenn Sie die Haut ungefähr 20 Minuten lang (länger bei älteren Menschen oder jenen mit dunkler Haut) der Sonne aussetzen, bevor Sie Sonnencreme auftragen, wird an den meisten Tagen vermutlich eine ausreichende Vitamin-D-Aufnahme für den Rest des Jahres sichergestellt sein."

Niedrige Vitamin-D-Mengen sind mit Herzkrankheiten, mit Diabetes und Krebs in Verbindung gebracht worden, besonders im Alter. Ein Artikel in dem medizinischen Magazin *Archives of Internal Medicine* (2007, Nr. 167, Seite1709–1710), der Studien mit mehr als 57.000 Beteiligten auswertet, zeigt, dass Vitamin-D-Ergänzungen die Todesfälle um 7 % verringern können.

Die britische *Foods Standard Agency* empfiehlt jenen älteren Menschen, die ihre Haut bedecken oder kaum nach draußen gehen, die kein Fleisch oder öligen Fisch essen oder die asiatischer Herkunft sind, dass sie 10 Mikrogramm (0,01 mg, 400 IE) Vitamin D pro Tag einnehmen sollten. Sie empfiehlt außerdem schwangeren und stillenden Müttern, eine Vitamin-D-Ergänzung einzunehmen.

Die *Canadian Cancer Society* empfiehlt Erwachsenen, im Herbst und Winter – aufgrund unseres nördlichen Breitengrads und weil die Sonnenstrahlen so schwach sind – eine Vitamin-D-Ergänzung einzunehmen.

Nahrungsergänzungen

- Einzunehmen mit fetter Nahrung.
- Absorption wird von Calcium, Phosphor sowie den Vitaminen E und C unterstützt.
- Vermeiden Sie die Aufnahme großer Mengen, gleich für welche Zeitspanne; besondere Vorsicht gilt bei Menschen mit Nierensteinen oder einer Vorgeschichte mit Nierensteinen.

(Bitte beachten Sie, dass diese Informationen als Hinweise gedacht und nicht umfassend sind. Sie sollen als Orientierungshilfe dienen und nicht als vollständige Erklärung der Natur und Rolle dieses Vitamins.)

[Umfassende Informationen rund um Vitamin D finden Sie in dem bei VAK erschienenen Buch *Super-Vitamin D* von Dr. Volker Spitzer und Nicole Spitzer. Anmerkung des Verlags]

Vitamin E / Tocopherole

Fettlöslich

Gute Quellen

Pflanzliche Öle, Margarine, grüne Gemüsesorten, Weizenkeime, Innereien, Eier; Mais, Nüsse, Samen, Oliven.

Funktionen

Schützt Zellmembranen und rote Blutzellen; hemmt die Blutgerinnung; schützt fettlösliche Vitamine; Zellatmung; wirkt als Antioxidans (siehe Seite 162); unterstützt den Körper bei der Verwertung von Vitamin K (siehe Seite 250).

Mögliche Wirkungen von Vitamin-E-Mangel

Erhöhtes Risiko koronaler Herzerkrankungen und einiger Krebsarten; Beschleunigung einiger degenerativer Erkrankungen (zum Beispiel Katarakte, rheumatoide Arthritis); Beschleunigung des Alterns; Hitzewallungen in der Menopause; schlechte Wundheilung; hämolytische Anämie bei Babys.

Mögliche ungünstige Wirkungen bei Überdosierung

Erhöhter Blutdruck; leichte Magen-Darm-Verstimmungen.

Aufnahme

Maximale Menge bei Langzeiteinnahme: 800 mg pro Tag

Bemerkungen

- Wirkt antagonistisch auf Vitamin K. Erhöht die blutgerinnungshemmende Wirkung von Warfarin usw.
- Eisen reduziert die Absorption von Vitamin E.
- Selen kann die Wirksamkeit von Vitamin E erhöhen.
- Das dl-alpha-Tocopherol, eine synthetische Form von Vitamin E, ist um 50 % weniger wirksam als das natürliche d-alpha-Tocopherol.

Nahrungsergänzungen

- Einzunehmen mit fetthaltiger Nahrung. Absorption wird unterstützt von Selen und Vitamin C. Absorption wird gehemmt durch Eisenoxid (dreiwertig) und gebratene Nahrung.
- Aufnahme von mehr als 100 IE durch Menschen mit hohem Blutdruck sollte mit großer Vorsicht beobachtet werden.
- Sollte nicht zusammen mit Medikamenten zur Blutgerinnung oder von Menschen mit Herzerkrankungen in der jüngeren Vergangenheit eingenommen werden; es sei denn, die Einnahme wird von einem Mediziner überwacht.
- Frauen mit hormonell bedingten Tumoren sollten hohe Dosen von Vitamin E in einer Weizenkeimöl-Basis oder zusammen mit anderen mehrfach ungesättigten Ölen vermeiden.

(Bitte beachten Sie, dass diese Informationen als Hinweise gedacht und nicht umfassend sind. Sie sollen als Orientierungshilfe dienen und nicht als vollständige Erklärung der Natur und Rolle dieses Vitamins.)

Vitamin K

Fettlöslich

Gute Quellen

Grünblättrige Gemüse, Obst, Müsli, Milchprodukte, Fleisch, Sojabohnen.

Funktionen

Wichtig für die Bildung von Blutgerinnungsfaktoren; beteiligt am Energiestoffwechsel sowie an der Proteinbildung im Knochengewebe.

Mögliche Wirkungen von Vitamin-K-Mangel

Verlängerte Blutgerinnungszeit, Osteoporose; Anfälligkeit für Hautprellungen; schmerzendes und blutendes Zahnfleisch; träger Magen; Unregelmäßigkeiten im Elektrokardiogramm; hämorraghische Erkrankung bei Neugeborenen, die zum Tod führen kann; nach einigen Studien verhilft es alten Menschen zu starkem Knochenbau.

Mögliche ungünstige Wirkungen bei Überdosierung

Verlängerte Blutgerinnungszeit

Aufnahme

Maximale Menge bei Langzeiteinnahme: nicht festgelegt

Bemerkungen

- Vitamin K kann im Dickdarm hergestellt werden (siehe Seite 284).
- Breitspektrum-Antibiotika zerstören die Darmflora, die Vitamin K produziert.

Anhang A2: Mineralstoffe

Bitte beachten Sie, dass alle Informationen in diesem Kapitel als Hinweise gedacht und nicht umfassend sind. Sie sollen als Orientierungshilfe dienen und nicht als vollständige Erklärung der Natur und Rolle des jeweiligen Mineralstoffs.

Bor

Spurenelement

Gute Quellen

Äpfel, Birnen, Trockenpflaumen, Hülsenfrüchte, Rosinen, Tomaten.

Funktionen

Man nimmt an, dass es dem Körper hilft, Glucose, Fette, Östrogen und auch andere Mineralstoffe wie Calcium, Kupfer und Magnesium in der von uns gegessenen Nahrung zu verwerten.

Mögliche Wirkungen von Bor-Mangel

Arthritis

(Bitte beachten Sie, dass diese Informationen als Hinweise gedacht und nicht umfassend sind. Sie sollen als Orientierungshilfe dienen und nicht als vollständige Erklärung der Natur und Rolle dieses Mineralstoffs.)

Calcium

Mengenelement

(Mengenelemente nennt man Mineralstoffe, die anders als die Spurenelemente in Anteilen von mehr als 50 mg pro Kilogramm vorkommen.)

Gute Quellen

Milch und Milchprodukte, Fisch, Tofu, grüne Gemüse, Mandeln, getrocknete Feigen und Datteln.

Funktionen

Starke Knochen, Zähne, Muskelgewebe; reguliert den Herzschlag, die Muskeltätigkeit und die Nervenleitung; Blutgerinnung.

Mögliche Wirkungen von Calcium-Mangel

Unregelmäßiger Herzschlag; Reduktion der Knochenmasse; erhöhtes Risiko von Osteoporose; schmerzende und schwache Knochen, Muskelkrämpfe; Zuckungen; Gelenkschmerzen; Kribbeln in Händen und Füßen, Nervenüberempfindlichkeit; Schlaflosigkeit, chronische Depression.

Mögliche ungünstige Wirkungen bei Überdosierung

Schädlich für Herz; Leber und Nieren; Verstopfung.

Aufnahme

Maximale Menge bei Langzeiteinnahme: 1500 mg pro Tag

Bemerkungen

- Nur ungefähr 30 % des konsumierten Calciums werden absorbiert; die Absorption ist bei Mangel an Vitamin D oder Magensäure reduziert.
- Eine Ernährung, die reich an Proteinen, Natrium, Zucker und Koffein ist, kann zu Calciumverlust im Urin führen.

Nahrungsergänzungen

- Einzunehmen mit proteinreicher Nahrung oder vor dem Zubettgehen.
- Absorption wird durch Magnesium und Vitamin D unterstützt.
- Absorption wird durch Tee, Kaffee, Rauchen, Phytinsäure in Müslikörnern (Seite 119), besonders durch Kleie, sowie durch übermäßiges Eisen behindert.
- Absorption wird auch behindert durch Mangel an Salzsäure im Magen.

(Bitte beachten Sie, dass diese Informationen als Hinweise gedacht und nicht umfassend sind. Sie sollen als Orientierungshilfe dienen und nicht als vollständige Erklärung der Natur und Rolle dieses Mineralstoffs.)

Chrom

Spurenelement

Gute Quellen

Bierhefe, Fleisch, ganze Getreidekörner, Hülsenfrüchte, Nüsse, Sirup.

Funktionen

Glucose-Stoffwechsel; erhöht die Wirksamkeit von Insulin. Kann für die Knochengesundheit wichtig sein; allerdings sind die Forschungsergebnisse derzeit nicht eindeutig.

Mögliche Wirkungen von Chrom-Mangel

Diabetes; Bluthochdruck; Alkoholunverträglichkeit; Reizbarkeit; Schwäche.

Mögliche ungünstige Wirkungen bei Überdosierung

Lungenerkrankungen

Aufnahme

Hier gibt es keine Empfehlung, aber Mengen zwischen 50 und 200 mg werden gewöhnlich als unbedenklich betrachtet. Laut amerikanischen Gesundheitsbehörden konsumieren erwachsene Frauen in den Vereinigten Staaten zwischen 23 und 29 mg Chrom pro Tag (in Nahrung), Männer im Durchschnitt 39 bis 54 mg pro Tag.

Bemerkungen

Absorptionsmengen von Chrom aus der Nahrung sind sehr gering – gewöhnlich weniger als 2 %.

(Bitte beachten Sie, dass diese Informationen als Hinweise gedacht und nicht umfassend sind. Sie sollen als Orientierungshilfe dienen und nicht als vollständige Erklärung der Natur und Rolle dieses Mineralstoffs.)

Cobalt

Spurenelement

Gute Quellen

Fische, Nüsse, grünblättrige Gemüse (wie Brokkoli und Spinat), Müsligetreide (zum Beispiel Haferflocken).

Funktion

Hauptbestandteil des Vitamins B12 (siehe Seite 235)

Mögliche ungünstige Wirkungen bei Überdosierung

- Kann das Herz beeinträchtigen.
- Kann die Fruchtbarkeit bei Männern reduzieren.

(Bitte beachten Sie, dass diese Informationen als Hinweise gedacht und nicht umfassend sind. Sie sollen als Orientierungshilfe dienen und nicht als vollständige Erklärung der Natur und Rolle dieses Mineralstoffs.)

Eisen

Spurenelement

Gute Quellen

Mageres Fleisch und Innereien, Fisch, Erbsen, grünblättriges Gemüse, Bohnen, Rübensirup, Linsen, weiße Bohnen, Mandeln, getrocknete Aprikosen.

Funktionen

Bildung von Hämoglobin; erhöht die Widerstandsfähigkeit gegen Stress und Krankheit; Enzym-Aktivität; Bildung von Myoglobin in den Muskeln (das den Sauerstoff transportiert).

Mögliche Wirkungen von Eisen-Mangel

Anämie; rissige Mundwinkel, wiederkehrende Mundgeschwüre; schmerzende Zunge; schwaches Haarwachstum; brüchige Nägel; löffelförmige (konkave) Nägel; ständige Müdigkeit; schwacher Appetit; allgemeiner Juckreiz; Konzentrationsprobleme; blasse Haut.

Mögliche ungünstige Wirkungen bei Überdosierung

Schmerzen im Unterleib; Arthritis, Verlust der Libido; Leberkrebs.

Aufnahme

Maximale Menge bei Langzeiteinnahme: 15 mg pro Tag

Bemerkungen

Hämeisen (das in den roten Blutkörperchen gebundene Eisen) stammt aus Tiermuskeln oder Blut; Eisen, das nicht zur Hämgruppe gehört, ist anorganisch und schwieriger zu absorbieren; eine hohe Aufnahme an Vitamin E, Zink, Säureblockern, Ballaststoffen oder Tee kann die Absorption von anorganischem Eisen behindern; erhöht wird die Absorption durch Vitamin C und Aminosäuren; 15 % der Aufnahme wird absorbiert.

Nahrungsergänzungen

- Einzunehmen mit der Nahrung.
- Absorption wird von Vitamin C unterstützt.
- Absorption wird durch Tee, Kaffee, Rauchen, Oxalsäure (in Rhabarber usw.), durch Phytinsäure in Müslikörnern (siehe Seite 119), besonders in Kleie, behindert.
- Absorption wird auch durch Mangel an Salzsäure im Magen behindert.

(Bitte beachten Sie, dass diese Informationen als Hinweise gedacht und nicht umfassend sind. Sie sollen als Orientierungshilfe dienen und nicht als vollständige Erklärung der Natur und Rolle dieses Mineralstoffs.)

Fluor

Spurenelement

Gute Quellen

Fisch, fluorreiche Zahnpasta; in manchen Regionen wird es dem Trinkwasser zugesetzt.

Funktionen

Knochen- und Zahnmineralisierung (Härtung)

Mögliche Wirkungen von Fluor-Mangel

Zähne werden anfälliger für Schäden; Mangel an Festigkeit der Knochen; erhöhtes Osteoporose-Risiko.

Mögliche ungünstige Wirkungen bei Überdosierung

„Abbröckeln" der Zähne; Knochenveränderungen (Fluorose).

Aufnahme

Maximale Menge bei Langzeiteinnahme: nicht festgelegt

(Bitte beachten Sie, dass diese Informationen als Hinweise gedacht und nicht umfassend sind. Sie sollen als Orientierungshilfe dienen und nicht als vollständige Erklärung der Natur und Rolle dieses Mineralstoffs.)

Jod

Spurenelement

Gute Quellen

Meeresfrüchte, Meersalz, Seetang. Der Jodanteil in Milchprodukten hängt von der Menge ab, die in der Nahrung des Viehs vorhanden war. Jod kommt auch in Gemüse und Obst vor, abhängig von der jeweiligen Menge im Boden.

Funktion

Bestandteil des Hormons Thyroxin.

Mögliche Wirkungen von Jod-Mangel

Kropfbildung; Lethargie; schwacher Stoffwechsel; Anfälligkeit für Erkältungen.

Mögliche ungünstige Wirkungen bei Überdosierung

Schilddrüsenüberfunktion

Aufnahme

Erwachsene brauchen 0,14 mg pro Tag. Bis zu 0,5 mg pro Tag verursachen wahrscheinlich keinen Schaden. (*UK Foods Standard Agency*)

(Bitte beachten Sie, dass diese Informationen als Hinweise gedacht und nicht umfassend sind. Sie sollen als Orientierungshilfe dienen und nicht als vollständige Erklärung der Natur und Rolle dieses Mineralstoffs.)

Kalium

Mengenelement

Gute Quellen

Fleisch, Gemüse, Obst, Bohnen, getrocknete Erbsen, getrocknete Aprikosen und Nüsse.

Funktionen

Flüssigkeitsgleichgewicht in den Zellen; steuert die Tätigkeit des Herzmuskels, des Nervensystems und der Nieren.

Mögliche Wirkungen von Kalium-Mangel

Muskelschwäche; Erbrechen und Durchfall; Blähungen; geistige Verwirrung; Herzversagen.

Mögliche ungünstige Wirkungen bei Überdosierung

Muskelschwäche; geistige Apathie.

Aufnahme

Empfehlung in Großbritannien: 3500 mg pro Tag

(Bitte beachten Sie, dass diese Informationen als Hinweise gedacht und nicht umfassend sind. Sie sollen als Orientierungshilfe dienen und nicht als vollständige Erklärung der Natur und Rolle dieses Mineralstoffs.)

Kupfer

Spurenelement

Gute Quellen

Austern, Nüsse, Innereien, Hülsenfrüchte, Petersilie, Sirup.

Funktionen

Bildung der roten Blutkörperchen; Knochenwachstum; arbeitet mit Vitamin C zusammen, um Elastin zu bilden.

Mögliche Wirkungen von Kupfer-Mangel

Beeinflusst die Knochen- und Blutbildung und beeinträchtigt das Immunsystem bei Kleinkindern; Depigmentierung der Haut; spielt möglicherweise eine Rolle bei Herz-Kreislauf-Erkrankungen; Gelenkrheumatismus.

Mögliche ungünstige Wirkungen bei Überdosierung

Herz-Kreislauf-Erkrankungen; Gelenkrheumatismus

Aufnahme

Es liegen mir keine Empfehlungen vor, aber Erwachsene brauchen vermutlich 1,5 bis 3 mg Kupfer pro Tag aus Nahrungsmitteln oder Nahrungsergänzungen. Überschuss an Kupfer ist häufiger als Kupfermangel.

Bemerkungen

- Hohe Aufnahme von Zink oder Vitamin C über eine längere Zeit kann zur Abnahme des Kupferspiegels im Körper führen.
- Kupfer kann auch aus Pestiziden, Fungiziden, Kochutensilien aus Kupfer oder aus Wasserleitungen in den Körper gelangen. Die Einnahme der Antibabypille kann die Kupferwerte im Körper erhöhen.

(Bitte beachten Sie, dass diese Informationen als Hinweise gedacht und nicht umfassend sind. Sie sollen als Orientierungshilfe dienen und nicht als vollständige Erklärung der Natur und Rolle dieses Mineralstoffs.)

Magnesium

Mengenelement

Gute Quellen

Nüsse (besonders Paranüsse und Mandeln), grüne Gemüse, ganze Getreidekörner, Sojamehl, Erdnüsse, Butterbohnen, Rübensirup.

Funktionen

Säure-Basen-Gleichgewicht; wichtig für den Stoffwechsel von Kohlenhydraten, Mineralstoffen und Zucker; Knochenstruktur; neuromuskuläre Übertragung.

Mögliche Wirkungen von Magnesium-Mangel

Muskelschwäche und -krämpfe; Zuckungen; Reizbarkeit und Anspannung; Müdigkeit; Kopfschmerzen; Konzentrationsprobleme; prämenstruelles Syndrom; Apathie; Appetitmangel; Durchfall; Verstopfung; Übelkeit und Erbrechen; unregelmäßiger Herzschlag (Arrhythmie).

Mögliche ungünstige Wirkungen bei Überdosierung

Muskelschwäche; Müdigkeit; Schläfrigkeit; Hypererregbarkeit; Durchfall.

Aufnahme

Maximale Menge bei Langzeiteinnahme: 300 mg pro Tag

Bemerkungen

Magnesium-Mangel ist der häufigste Mangel an einem Spurenelement in der entwickelten Welt. Es heißt, sieben von zehn Frauen in Großbritannien nähmen nur unzureichende Mengen dieses wichtigen Mineralstoffs auf.

Nahrungsergänzungen

- Einzunehmen mit proteinreicher Nahrung oder vor dem Zubettgehen.

- Absorption wird von Calcium, Vitamin D und Vitamin B6 unterstützt.
- Absorption wird durch Tee, Kaffee, Rauchen und übermäßiges Eisen behindert, außerdem durch Mangel an Salzsäure im Magen.

(Bitte beachten Sie, dass diese Informationen als Hinweise gedacht und nicht umfassend sind. Sie sollen als Orientierungshilfe dienen und nicht als vollständige Erklärung der Natur und Rolle dieses Mineralstoffs.)

Mangan

Spurenelement

Gute Quellen

Tee (für viele Menschen die größte Manganquelle), Nüsse, ganze Getreidekörner, Obst, Gemüse.

Funktionen

Enzymaktivierung; Kohlenhydrat- und Fettproduktion; Produktion der Geschlechtshormone; Skelettentwicklung.

Mögliche Wirkungen von Mangan-Mangel

Gelenkschmerzen; Verwirrtheit; Schizophrenie.

Mögliche ungünstige Wirkungen bei Überdosierung

Lethargie; unbeabsichtigte Bewegungen; Beeinträchtigung der willkürlichen, gezielten Bewegungen; Veränderungen im Muskeltonus.

Aufnahme

Keine Empfehlungen festgelegt, aber 1,8 mg pro Tag für Frauen und 2,3 mg pro Tag für Männer gelten als adäquat.

Nahrungsergänzungen

- Einzunehmen mit proteinreicher Nahrung.
- Absorption wird von Vitamin C und ausreichender Salzsäure im Magen unterstützt.
- Absorption wird durch hohe Dosen Zink, Eisen, Tee, Kaffee und durch Rauchen behindert.
- Ältere Menschen neigen zu überempfindlichen Reaktionen auf Mangan.

(Bitte beachten Sie, dass diese Informationen als Hinweise gedacht und nicht umfassend sind. Sie sollen als Orientierungshilfe dienen und nicht als vollständige Erklärung der Natur und Rolle dieses Mineralstoffs.)

Molybdän

Spurenelement

Gute Quellen

Bohnen, besonders Butterbohnen, Buchweizen, Linsen, Leber und andere Fleischsorten von Organen, ganze Getreidekörner.

Funktion

Wirksamkeit der Enzyme, besonders derjenigen, die am DNS-Stoffwechsel beteiligt sind.

Mögliche Wirkungen von Molybdän-Mangel

Reizbarkeit; unregelmäßiger Herzschlag; Zahnkaries; sexuelle Impotenz, Krebs des Ösophagus; Morbus Bechterew.

Mögliche ungünstige Wirkungen bei Überdosierung

Gicht; erhöhte Kupferausscheidung im Urin, Gelenkschmerzen.

Aufnahme

Empfehlung in den USA: 45 mg pro Tag bei Erwachsenen

(Bitte beachten Sie, dass diese Informationen als Hinweise gedacht und nicht umfassend sind. Sie sollen als Orientierungshilfe dienen und nicht als vollständige Erklärung der Natur und Rolle dieses Mineralstoffs.)

Natrium

Mengenelement

Gute Quellen

Kleine Mengen in vielen natürlichen Nahrungsmitteln; große Mengen in verarbeiteten Nahrungsmitteln.

Funktion

Gleichgewicht der extrazellulären Flüssigkeit; Aufrechterhaltung des Säure-Basen-Gleichgewichts, des Blutdrucks und des Blutvolumens; neuromuskuläre Übertragung.

Mögliche Wirkungen von Natrium-Mangel

Muskelkrämpfe, Müdigkeit; Schwindelgefühle.

Mögliche ungünstige Wirkungen bei Überdosierung

Bluthochdruck; Wasseransammlung.

Aufnahme

Viele Menschen nehmen regelmäßig über die empfohlene Grenze hinaus Natrium zu sich, weil sie zu viel Salz essen (Natriumchlorid). Die *British Dietetic Association* stellt fest: „Die durchschnittliche Salzaufnahme beträgt derzeit 9,5 g pro Tag (ungefähr zwei Teelöffel), wir sollten aber weitaus weniger essen – zu empfehlen ist die Aufnahme von lediglich 6 g pro Tag." Diese Maßangaben beziehen Salz in verarbeiteten Nahrungsmitteln mit ein, nicht nur das Salz, das Sie bei Mahlzeiten Ihrem Essen hinzufügen.

Bemerkungen

Natrium enthält 40 % gewöhnliches Salz (Natriumchlorid); Meersalz enthält genauso viel Natrium wie raffiniertes Tafelsalz.

(Bitte beachten Sie, dass diese Informationen als Hinweise gedacht und nicht umfassend sind. Sie sollen als Orientierungshilfe dienen und nicht als vollständige Erklärung der Natur und Rolle dieses Mineralstoffs.)

Phosphor

Mengenelement

Gute Quellen

Fisch, Fleisch, Geflügel, Eier, Müsligetreide, Müsliprodukte, Paranüsse, Walnüsse.

Funktionen

Knochenentwicklung; wichtig für die Protein-, Fett- und Kohlenhydrat-Verwertung.

Mögliche Wirkungen von Phosphor-Mangel

Debilität; Appetitverlust; Schwäche; Knochenschmerzen; Kribbelgefühle; Zittern; Reizbarkeit; schlechte Bildung von Zahnschmelz; träger Magen.

Mögliche ungünstige Wirkungen bei Überdosierung

Verhindert die Absorption von Eisen, Calcium, Magnesium und Zink; Durchfall, Kalkablagerungen im Weichgewebe.

Aufnahme

Die britische Ernährung enthält täglich im Durchschnitt zwischen 1000 und 1500 mg Phosphor. Die Empfehlung liegt hier bei 550 mg pro Tag.

Bemerkungen

- 60 % der Aufnahme werden absorbiert. Hohe Phosphorwerte in unbehandelter Kuhmilch sind für Babys problematisch.
- Proteinreiche Nahrungsquellen sind reich an Phosphor.
- Cola und andere Softdrinks haben oft hohe Phosphorwerte.

(Bitte beachten Sie, dass diese Informationen als Hinweise gedacht und nicht umfassend sind. Sie sollen als Orientierungshilfe dienen und nicht als vollständige Erklärung der Natur und Rolle dieses Mineralstoffs.)

Schwefel

Mengenelement

Gute Quellen

Fleisch, Fisch, Geflügel, Eier, Käse, Bohnen.

Funktion

Konstituierender Bestandteil von Hormonen, Kollagen, Insulin, Thiamin und Biotin; regelt verschiedene Körperaktivitäten.

Mögliche Wirkungen von Schwefel-Mangel

Haut- und Haarprobleme.

(Bitte beachten Sie, dass diese Informationen als Hinweise gedacht und nicht umfassend sind. Sie sollen als Orientierungshilfe dienen und nicht als vollständige Erklärung der Natur und Rolle dieses Mineralstoffs.)

Selen

Spurenelement

Gute Quellen

Meeresfrüchte, Innereien, mageres Fleisch, Eier, ganze Getreidekörner.

Funktionen

Schützt Körpergewebe gegen oxidative Strahlung, Umweltverschmutzung und normale Nebenprodukte des Stoffwechsels; wirkt als Antioxidans (siehe Seite 162).

Mögliche Wirkungen von Selen-Mangel

Muskelschwäche; möglicherweise Zusammenhang mit einigen Krebsarten und mit der Entwicklung koronarer Herzerkrankungen; vorzeitiges Altern.

Mögliche ungünstige Wirkungen bei Überdosierung

Zahnkaries; Haarverlust; Hautdepigmentierung; unnormale Nägel; Abgeschlagenheit; Magen-Darm-Störungen.

Aufnahme

Empfehlung in den USA: 55 mcg pro Tag für Erwachsene

(Bitte beachten Sie, dass diese Informationen als Hinweise gedacht und nicht umfassend sind. Sie sollen als Orientierungshilfe dienen und nicht als vollständige Erklärung der Natur und Rolle dieses Mineralstoffs.)

Vanadium

Spurenelement

Gute Quellen

Petersilie, Hummer, Radieschen, Dill.

Funktion

Fettstoffwechsel.

Mögliche Wirkungen von Vanadium-Mangel

Bipolare Störung; Morbus Bechterew.

Mögliche ungünstige Wirkungen bei Überdosierung

Magenkrämpfe und Durchfall; grünlich gefärbte Zunge.

Bemerkungen

Überschuss wird von Vitamin C entfernt.

(Bitte beachten Sie, dass diese Informationen als Hinweise gedacht und nicht umfassend sind. Sie sollen als Orientierungshilfe dienen und nicht als vollständige Erklärung der Natur und Rolle dieses Mineralstoffs.)

Zink

Spurenelement

Gute Quellen

Mageres Fleisch, Leber, Eier, Käse, Meeresfrüchte (besonders Austern), ganze Getreidekörner, Sesamsamen, Walnüsse, Paranüsse, Linsen.

Funktionen

Beteiligt an Verdauung und Stoffwechsel; wichtig für die Entwicklung des reproduktiven Systems; Wundheilung; Insulinproduktion; Wachstum.

Mögliche Wirkungen von Zink-Mangel

Hartnäckige Beingeschwüre und Druckstellen; schlechte Wundheilung; rote, fettige Haut im Gesicht; trockene, schuppige Haut; Ekzeme; Dermatitis; schlechtes Haarwachstum und Haarverlust; Schuppen; Nachtblindheit; brüchige Nägel; weiße Flecken auf den Nägeln; schlechter Appetit; Durchfall; Reizbarkeit; Depression; Wachstumsverzögerungen.

Mögliche ungünstige Wirkungen bei Überdosierung

Beeinträchtigte Eisen- und Kupferabsorption; eingeschränkte Aktivität des Immunsystems; Magen-Darm-Störungen.

Aufnahme

Maximale Menge bei Langzeiteinnahme: 15 mg pro Tag

Bemerkungen

- Zink ist Antagonist von Kupfer.
- Erhöhter Bedarf bei Frauen, die die Antibabypille nehmen.

Nahrungsergänzungen

- Einzunehmen mit Nahrung oder vor dem Zubettgehen.
- Absorption wird von Vitamin C und Vitamin B6 unterstützt.

- Absorption wird durch Blei, Kupfer, Calcium, Tee, Kaffee, Alkohol, überschüssiges Eisen und Phytinsäure (in Müslikörnern, besonders in Kleie) behindert.
- Absorption wird auch behindert durch Mangel an Salzsäure im Magen.

(Bitte beachten Sie, dass diese Informationen als Hinweise gedacht und nicht umfassend sind. Sie sollen als Orientierungshilfe dienen und nicht als vollständige Erklärung der Natur und Rolle dieses Mineralstoffs.)

Anhang B1: Nahrungsmittelklassifizierung – kulinarisch

- Fleisch
- Fisch
- Milchprodukte
- Hühner und Eier
- Gemüse
- Kräuter
- Hülsenfrüchte
- Nudeln und Reis
- Obst
- Samen und Nüsse
- Öle und Fette
- Gewürze
- Brot, Kuchen
- Verarbeitete Nahrungsmittel
- Sonstiges

Anhang B2: Nahrungsmittelklassifizierung – ernährungsphysiologisch

- Proteine / Aminosäuren
- Fette
- Kohlenhydrate
- Vitamine
- Mineralstoffe
- Ballaststoffe
- Phytochemikalien
- Sonstiges

Anhang B3: Nahrungsmittelklassifizierung – botanisch

Pflanzen

Fungi oder Schimmel

Bierhefe (in Broten und Teigen usw.), Bierhefe (in alkoholischen Getränken), Pilze, Trüffel, Pfifferlinge, Käse, Essig (in Essiggurken und Soßen).

Gräser

Weizen, Mais, Gerste, Hafer, Rispenhirse, Rohrzucker, Bambussprossen, Reis, Roggen. (Buchweizen gehört nicht zur Familie der Gräser.)

Liliengewächse

Zwiebel, Spargel, Schnittlauch, Porree, Lauch, Knoblauch, Schalotte.

Senfgewächse

Brokkoli, Weißkohl, Blumenkohl, Rosenkohl, Meerrettich, Kohlrabi, Rettich, Steckrübe, Weiße Rübe, Wasserkresse, Senf, Gartenkresse.

Rosengewächse

Apfel, Birne, Quitte, Mandel, Aprikose, Kirsche, Pfirsich, Pflaume, Schlehe, Brombeere, Himbeere, Erdbeere.

Hülsenfrüchte oder Gemüse

Erbse, Kichererbse, Sojabohne (daher das „Sojafleisch“), Linsen, Süßholzwurzel, Erdnuss, Feuerbohne, grüne Bohne, Gartenbohne, Mungobohne, Alfalfa.

Zitruspflanzen

Orange, Zitrone, Grapefruit, Mandarine, Klementine, Satsuma, Limone.

Cashew

Cashewnuss, Mango, Pistazie (auch Gitsumach).

Trauben

Wein, Champagner, Weinbrand, Sherry, Rosine, Johannisbeere, Sultanine, Backpulver (Weinstein).

Doldengewächse

Karotte, Petersilie, Dill, Stangensellerie, Fenchel, Pastinake, Anissamen.

Nachtschattengewächse

Kartoffel, Tomate, Tabak, Aubergine, Paprika (Chili, Peperoni).

Kürbis

Honigmelone, Wassermelone, Gartengurke, Bisamkürbis, Kantalupe, Gewürzgurke, Zucchini, Gartenkürbis.

Korbblütler

Grüner Salat, Chicorée, Sonnenblume, Färberdistel, Klette, Löwenzahn, Kamille, Artischocke, Pyrethrum.

Minze

Pfefferminze, Basilikum, Majoran, Oregano, Salbei, Rosmarin, Thymian.

Palmengewächse

Kokosnuss, Dattel, Salbei.

Walnuss

Walnuss, Pekannuss.

Gänsefuß

Spinat, Mangold, Zuckerrübe.

Sterculia (Kola)

Schokolade (Kakaobohne), Kakao, Kolanuss.

*

Die folgenden häufig verzehrten Pflanzen besitzen keine so häufig gegessenen und bekannten Verwandten wie die bereits genannten: Wacholder, Grapefruit, Yams-Wurzel, Banane, Vanille (wird oft als chemische Imitation verzehrt), schwarzer Pfeffer, Haselnuss, Kastanie, Feige, Avocado, Ahorn, Lychee, Kiwi, Tee, Kaffee, Papaya, Paranuss, Ginseng, Olive, Süßkartoffel, Sesam (auch als Sesampaste).

Tiere

Wiederkäuer
Rindvieh (Rind), Milch- und Molkereiprodukte, Hammel, Lamm, Ziege.

Geflügel
Huhn, Eier, Fasan, Wachtel (nicht Truthahn).

Ente
Ente, Gans.

Schwein
Schwein, Speck, Schweineschmalz (tropfend), Schinken, Würstchen, Schwarten.

Plattfisch
Kliesche, Flunder, Heilbutt, Steinbutt, Seezunge, Scholle.

Lachs
Lachs, Forelle

Makrele
Thunfisch, Bonito, Albacore-Thunfisch, Makrele, Blaufisch.

Dorsch (Kabeljau)

Schellfisch, Kabeljau, Lengfisch, Seelachs, Seehecht.

Hering

Kalifornische Sardine, Sardine, Hering, Rollmops.

Weichtiere

Schlange, Abalone, Zehnarmiger Tintenfisch, Venusmuschel, Miesmuschel, Auster, Jakobsmuschel.

Krustentiere

Hummer, Garnele, Krabbe, Krebs, Languste.

*

Die folgenden, häufig gegessenen Tiere und Fische besitzen keine ebenso häufig verzehrte Verwandtschaft: Sardelle, Stör (Kaviar), Große Maräne, Truthahn, Kaninchen, Wild (Wildbret).

(Diese Informationen wurden entnommen aus: Dr. Keith Mumby: *The Food Allergy Plan*, Unwin Paperbacks.)

Anhang C: Das Verdauungssystem

Das Verdauungssystem sorgt für das Zersetzen und Absorbieren der Nahrung und das Ausscheiden von „Abfall". Enzyme sind verantwortlich für die Beschleunigung oder Verlangsamung der chemischen Reaktionen.

Der Mund, die Speicheldrüsen und die Zähne

Kurzdarstellung: Wir beginnen hier mit dem Körperteil, wo die Nahrung in den Körper eintritt. Die Nahrung wird physisch zersetzt, das Verdauen einiger Kohlenhydrate beginnt bereits im Mund.
Es gibt drei Paare von Speicheldrüsen:

- Ohrspeicheldrüsen (parotid)
- Unterkieferspeicheldrüsen (submandibular)
- Unterzungenspeicheldrüsen (sublingual)

Diese Drüsen scheiden Speichel aus, der das Enzym Ptyalin (auch Speichel-Amylase) enthält. Dieses Enzym wandelt Kohlenhydrate in Maltose und Dextrin um. Das Wasser im Speichel setzt den Prozess der Nahrungsauflösung in Gang. Das Enzym Lysozym zerstört Bakterien und trägt so dazu bei, Schäden an den Zähnen zu verhindern.

Ordentliches Kauen ist wichtig, denn es bereitet die Nahrung für die Verdauung weiter unten im Verdauungstrakt vor. Das Kauen zerlegt die Nahrung in kleine Stücke und stellt außerdem sicher, dass der Speichel sorgsam mit ihr vermischt wird.

Die Rachenhöhle und die Speiseröhre

Die Nahrung wandert über den geschlossenen Eingang zum Kehlkopf hinweg durch den Rachen in die Speiseröhre. Von peristaltischen, also wellenförmigen Kontraktionen fortbewegt gleitet die Nahrung die Speiseröhre hinunter. Sie braucht ungefähr neun Sekunden, um vom Rachen in den Magen zu gelangen.

Der Magen

Kurzfassung: Im Magen wird die Nahrung mit den Magensäften vermischt. Das Verdauungsenzym Pepsin wandelt Proteine in Peptone um.

Die Ringmuskulatur der Cardia (oder: die Zwerchfellenge) verhindert, dass die Nahrung zurück in die Speiseröhre gelangt. Im Magen wird die Nahrung „zerwühlt", „durchgerührt" und mit den Magensäften gemischt, die die Magendrüsen ausscheiden. Diese Mischung wird als Speisebrei bezeichnet. Der Magen enthält:

- Schleimzellen, die einen speziellen Schleim ausscheiden. Dieser Schleim schützt die Magenauskleidung vor der Wirkung der Magensäfte.
- Zymogen-(Proenzym-)Zellen, die das Enzym Pepsinogen ausscheiden. Pepsinogen wird von Salzsäure in das Enzym Pepsin umgewandelt. Pepsin wandelt Proteine in Peptone um. Bei Kindern wird hier auch Rennin ausgeschieden. Rennin wandelt Milchprotein in Kasein um, sodass Pepsin auf dieses einwirken kann.
- Belegzellen scheiden Salzsäure aus. Salzsäure produziert die saure Umgebung, die für die Magenenzyme notwendig ist, sie tötet Bakterien ab, stoppt die Wirkung von Ptyalin, wandelt Pepsinogen in Pepsin um und steuert den Pylorus (Magenpförtner). Auch der Intrinsic-Faktor wird abgesondert, der an der Absorption von Vitamin B12 beteiligt ist.

Die Magendrüsen scheiden automatisch Magensäfte aus, sobald Nahrung vorhanden ist. Der Magen produziert aber außerdem das Hormon Gastrin, das ins Blut übergeht und die Produktion von Magensäften stimuliert, wenn es die Magendrüsen erreicht.

Die Nahrung bleibt im Allgemeinen zwischen einer halben und drei Stunden im Magen. Wenn die Mahlzeit hauptsächlich Kohlenhydrate mit sehr wenig Protein enthält, wird sie den Magen etwa nach einer halben Stunde verlassen. Fettreiche Nahrung bleibt am längsten im Magen.

Der Dünndarm

Kurzfassung: Dies ist das wichtigste Organ des Verdauungstraktes. Aus komplexen Zuckerarten entstehen hier einfache Zucker, aus Fetten Fettsäuren und Glycerin. Peptone (aus Proteinen) wandeln sich zu Aminosäuren, die Nährstoffe werden dann durch die Wand des Dünndarms absorbiert.

Die Öffnung des Magens zum Dünndarm hin ist der Pylorus oder Magenpförtner. Wenn die Nahrung im Magen, genauer: im Bereich des Pylorus, den adäquaten Säuregrad erreicht hat, öffnet sich der Schließmuskel des Pylorus und lässt einen Teil der Nahrung in den Dünndarm eindringen. Der Säuregrad im Verdauungstrakt wird durch Stress beeinflusst; Stress kann sich auch erheblich auf die Nährstoffabsorption und auf die Abfallausscheidung auswirken.

Die Nahrung wird im Dünndarm verdaut und die Nährstoffe werden durch die Wand des Dünndarms absorbiert. Zotten vergrößern die Oberfläche des Dünndarms. Am Ende des Dünndarms befindet sich die Ileozäkalklappe, die den Eintritt des Nahrungsbreis in den Dickdarm steuert.

Der Dünndarm besteht aus mehreren Teilen:

- Duodenum (Zwölffingerdarm)
- Jejunum (Leerdarm)
- Ileum (Hüftdarm)

Drei Hormone werden in den Duodenum ausgeschieden, um eine ordnungsgemäße Verdauungsfolge zu gewährleisten:

- Sekretin
- Cholecystokinin (CCK)
- glucoseabhängiges, insulinotropes Peptid (GIP)

Die Gallenblase und die Leber sind durch die Gallengänge mit dem Duodenum verbunden. Die Lymphknoten filtern alle Bakterien aus, die mit der Nahrung absorbiert werden, und „entsorgen“ sie.
Die Verdauung erfolgt durch:

- Pankreassäfte (sie enthalten Trypsinogen, Amylase, Lipase und Natriumbikarbonat)
- Gallenflüssigkeit aus der Leber und der Gallenblase
- Magensäfte.

Magensäfte werden als Reaktion auf die eintreffende Nahrung und auch auf das Hormon Sekretin (produziert im Magen) abgesondert. Die Magensäfte enthalten Enzyme: Enteropeptidase, Peptidase, Maltase, Sucrase-Isomaltase, Lipase. Die Peristaltik des Magens sorgt dafür, dass sich diese mit der Nahrung vermischen.

Die Enzyme verwandeln Peptone (aus Proteinen) in Aminosäuren und wandeln komplexe Zucker in einfache Zucker (zum Beispiel Glucose) um. Diese gelangen durch Absorption durch die Magenwand in den Blutstrom.

Die Gallenflüssigkeit und die Säfte emulgieren Fette. Lipase wandelt Fette in Fettsäuren und Glycerin um, die wasserlöslich sind. Diese werden durch die Magenwand absorbiert und über das Lymphsystem in den Blutstrom transportiert.

Wasser wird passiv absorbiert, als Ergebnis der aktiven Absorption des Natriums.

Die meisten Vitamine und Mineralien diffundieren (dringen) durch die Wände des Dünndarms; einige von ihnen sind mit einem aktiven Trägermechanismus ausgestattet – zum Beispiel wird Eisen von eigenen Trägerproteinen in die Zellen transportiert.

Der Dickdarm

Kurzfassung: Hier werden Wasser und Salze absorbiert, Kohlenhydrate werden vergärt und einige Vitamine werden hier produziert.

Die Nahrung bleibt gewöhnlich drei bis zehn Stunden im Dickdarm. Wasser und Salze werden absorbiert und der verbleibende Rest wird als Kot über den Anus ausgeschieden. Einige B-Vitamine und Vitamin K entstehen hier auch, als Nebenprodukt der normalen bakteriellen Aktivität, und wandern durch die Dickdarmwand. Alle verbleibenden Kohlenhydrate werden hier durch die Wirksamkeit der Darmbakterien vergärt.

Die Bewegung der Feststoffe durch den Darm regelt die Peristaltik. Dabei ziehen sich Muskeln rhythmisch zusammen und weiten sich wieder aus, dadurch ermöglichen sie es der Nahrung, sie zu passieren. Das parasympathische Nervensystem *erhöht* die Geschwindigkeit und das sympathische Nervensystem *verringert* sie. Die Peristaltik ist hier in größeren Abständen aktiv als im Dünndarm und in der Speiseröhre.

Die Leber

Dieses Organ hat zahlreiche Funktionen. Zu diesen gehören:

- die Zersetzung gespeicherten Fettes zur Energieproduktion
- die Umwandlung überschüssiger Aminosäuren in Harnstoff
- Abbau und Wiederverwertung alter roter Blutkörperchen
- die Entgiftung von Medikamenten und Giften
- die chemische Umwandlung (Metabolisierung) von Hormonen wie Thyroxin
- die Synthetisierung von Vitamin A aus Karotin
- die Umwandlung überschüssiger Kohlenhydrate in Fett für die Speicherung und Produktion von Gallenflüssigkeit: Gallenflüssigkeit unterstützt die Verdauung von Fetten.

Die Gallenblase

Sie dient als Speicherort für die Gallenflüssigkeit, die von der Leber produziert wird. Wenn notwendig, konzentriert und speichert sie die Gallenflüssigkeit. Das Hormon Cholecystokinin wird in der

Schleimhaut des Dünndarms produziert und stimuliert die Freisetzung von Gallenflüssigkeit, wenn die Fette in den Dünndarm eindringen.

Die Bauchspeicheldrüse

Der Pankreas gehört zum endokrinen Verdauungssystem, da er sowohl Hormone (zum Beispiel Glucagon und Insulin) wie auch Verdauungsenzyme (zum Beispiel Amylase) produziert.

Glucagon und Insulin tragen zur Steuerung der Blutzuckerwerte bei. Glucagon stimuliert die Umwandlung von Glycogen in Glucose und *hebt* auf diese Weise die Blutzuckerwerte.

Insulin *senkt* die Blutzuckerwerte, indem es die Umwandlung von Glucose in Glycogen stimuliert, das bei Bedarf gespeichert werden kann. Das Insulin ermöglicht der Glucose außerdem, über spezielle Glucosekanäle in die Zellen einzudringen: Auch dadurch verringert es die Zuckermenge im Blut. Die kleine Tabelle fasst die Funktionen von Glucagon und Insulin zusammen:

Hormone	**Wirkungen**	**Blutzucker**
Glucagon	Wandelt Glycogen in Glucose um.	Hebt den Blutzuckerwert
Insulin	Wandelt Glucose in Glycogen um, zur Speicherung. Ermöglicht der Glucose, in die Zellen einzudringen.	Senkt den Blutzuckerwert

Die Bauchspeicheldrüse produziert Pankreassäfte (siehe unter Dünndarm). Diese Säfte sind leicht alkalisch und unterbinden so die Wirkung des Pepsins. Sie schaffen ein adäquates Medium für die Enzyme des Dünndarms.

Anhang D1: Überlegungen zur jeweiligen Lebensphase

Die Schwangerschaft

Empfehlungen für die Ernährung sollten die Bedürfnisse der Mutter, aber auch die des Fötus berücksichtigen. Zu Beginn der Schwangerschaft leidet das Baby am meisten unter Mängeln in der Ernährung der Mutter. Mit fortschreitender Schwangerschaft gewinnen die Bedürfnisse des Fötus von Natur aus mehr und mehr Vorrang; also wird sie es dann sein, die gegebenenfalls durch unzureichende Ernährung Schaden nimmt.

Während der Schwangerschaft laufen im Organismus der Mutter Adaptionsmechanismen ab, die die Absorption von Mineralstoffen und Vitaminen erhöhen und ihre Ausscheidung vermindern. Auch der Protein- und der Energiestoffwechsel werden effizienter und Nährstoffspeicher werden mobilisiert.

Eine gute Ernährung *beider* zukünftigen Elternteile schon *vor* der Empfängnis gilt heutzutage ebenfalls als vorteilhaft für die zukünftige Gesundheit des Babys.

- **Kalorien:** Durchschnittlich werden meist im letzten Drittel einer Schwangerschaft zusätzlich 200 kcal pro Tag benötigt.
- **Protein:** Normalerweise ist die heute übliche Proteinaufnahme ausreichend, um den zusätzlichen Proteinbedarf während der Schwangerschaft zu decken.
- **Folsäure:** Ein chronischer Folat-Mangel kann zu Spina bifida (gespaltenem Rückrat) und verwandten Problemen führen: Folate werden schon zu Beginn der Schwangerschaft benötigt; Frauen sollten also folatreich essen oder in den ersten 12 Wochen der Schwangerschaft und im Idealfall schon vor der Empfängnis eine Folat-Ergänzung (0,4 mg pro Tag) einnehmen. Frauen, die schon ein Kind mit Spina bifida oder Ähnlichem zur Welt gebracht haben, sollten 5,0 mg Folat pro Tag verzehren.

Reich an Folaten sind unter anderem dunkelgrünblättrige Gemüse, Hülsenfrüchte und angereicherte Frühstücksmüslis.

- **Eisen:** Hier ist keine Erhöhung in der Ernährung notwendig; der zusätzliche Bedarf wird durch das Ausbleiben der Perioden, durch erhöhte Absorption und Mobilisierung von Reserven gedeckt.
- **Vitamin D:** Der erhöhte Bedarf bedeutet, dass eine Ergänzung von 10 mcg pro Tag empfohlen wird, wenn die Frau nicht genügend Sonnenlicht bekommt, um Vitamin D selbst zu produzieren.
- **Vitamin C:** Die Aufnahme sollte erhöht werden.
- **Alkohol:** Er sollte in den ersten drei Monaten der Schwangerschaft vollständig vermieden und danach nur mäßig getrunken werden.
- **Vitamin A:** Experimente mit Tieren haben gezeigt, dass ein Übermaß (mehr als 600 mcg pro Tag) beim Fötus Abnormitäten verursachen kann; Vorsicht bei der Supplementierung ist also angesagt. Leber (eine reichhaltige Vitamin-A-Quelle) sollte aus diesem Grund vermieden werden.

Die Stillzeit

Während des Stillens brauchen Frauen mehr Nährstoffe als gewöhnlich:

- **Kalorien:** im Durchschnitt zusätzlich 500 kcal pro Tag, die sich aus dem Fettgewebe (Depotfett) gewinnen lassen, das sich in der Schwangerschaft gebildet hat.
- **Flüssigkeit:** Die Flüssigkeitsaufnahme sollte erhöht werden, um die Menge der Brustmilch zu kompensieren.
- **Protein, Calcium, Folat, Vitamin C, Vitamin A:** erhöhter Bedarf.
- **Koffein und Alkohol:** Sie gehen auch in die Brustmilch über und sollten daher vermieden werden.

- **Allergene:** Wenn das Baby auf bestimmte Nahrungsmittel allergisch reagiert, wird diese Reaktion oft auch dann auftreten, wenn die *Mutter* diese Nahrung isst. Nahrungsproteine (die wahrscheinlichste Quelle für ein Allergen in der Nahrung) gehen in die Brustmilch über, das ist bekannt.

Die Säuglingszeit

Die Qualität der Ernährung von Säuglingen hat langfristige Konsequenzen und kann die Anfälligkeit für Krankheiten (wie koronare Herzkrankheiten) im späteren Leben erhöhen. Es gibt hier zwei Hauptüberlegungen:

- Energie- und Nährstoffbedarf sind hoch.
- Viele Körpersysteme des Babys sind noch relativ unreif, eine unzureichende Ernährung kann daher Probleme verursachen.

Brustmilch ist der beste Start für das Baby. Ihre Vorteile sind unter anderem:

- Sie hat die ideale Zusammensetzung im Hinblick auf Nährstoffe.
- Ihre Nährstoffbestandteile verändern sich analog zur Entwicklung des Babys.
- Sie schützt gegen Infektionen, indem sie Antikörper zur Verfügung stellt.
- Sie ist bakteriologisch sicher, verursacht also keine Probleme mit Sterilisation und bakterieller Verseuchung.
- Stillen kann der Mutter helfen, überschüssiges Fettgewebe abzubauen, das sich in der Schwangerschaft gebildet hat.

Falls die Mutter HIV-positiv sein sollte oder bestimmte Medikamente einnimmt, ist Stillen eventuell unangebracht.

Eine Lactose-Unverträglichkeit kommt vor, wenn das Baby nur unzureichende Mengen des Enzyms Lactase zur Verfügung hat. Symptome sind „explosiver", schaumiger Durchfall, Krämpfe im

Unterleib und Erbrechen. Babys können Probleme mit Kuhmilch auch aus anderen Gründen haben als wegen einer Lactose-Unverträglichkeit.

Die Abstillzeit

Das Abstillen sollte *allmählich* geschehen und nicht eher als im Alter von sechs Monaten einsetzen. Früher abzustillen ist nicht ratsam, denn viele Organe sind dann noch nicht fertig entwickelt.

Nahrungsmittel, die salz-, zucker- und ballaststoffreich sind und deren Fettgehalt reduziert worden ist (zum Beispiel Magermilch), sind keine passenden Nahrungsmittel zur Entwöhnung. Eier, Kuhmilch, Weizen, Erdnüsse und Zitrusfrüchte sollten mit Vorsicht eingeführt werden, denn sie sind häufige Allergene.

Das Alter

Der Energiebedarf nimmt mit dem Alter gewöhnlich ab, da die Menschen weniger aktiv sind; allerdings bleibt der Protein-, Vitamin- und Mineralstoffbedarf gleich. Daher sollte auf jeden Fall eine nährstoffreiche Ernährung gewährleistet sein. Die Absorption ist außerdem oft weniger effektiv als bei jüngeren Leuten. Probleme beim Kauen können die Absorption außerdem weiter einschränken.

Eine Medikation kann die Absorption von Nährstoffen direkt behindern. Nebenwirkungen (zum Beispiel Appetitverlust und Schwindelgefühle) können zu einem Widerwillen führen, Nahrung zu sich zu nehmen. Geldmangel und fehlende Mobilität verursachen Schwierigkeiten beim Einkaufen und Probleme mit der Geschicklichkeit können die Ernährung ebenfalls leiden lassen.

- **Fette:** Zu empfehlen ist verringerter (oder bei ohnehin schon geringen Mengen: gleich bleibender) Gesamtkonsum aller Fettsorten im Allgemeinen und gesättigter Fette im Besonderen.
- **Salz:** Hohe Salzaufnahme erhöht das Risiko von Bluthochdruck.

- **Eisen:** Seine Absorption ist tendenziell schlecht und viele Medikamente behindern die Eisenabsorption zusätzlich.
- **Zink:** Ist wichtig für die Wundheilung. (Beingeschwüre und Druckschmerzen können Reaktionen auf erhöhte Zinkwerte sein.)
- **Calcium:** Niedrige Calciumwerte verschlimmern die Probleme einer verringerten Knochendichte (Osteoporose).
- **Vitamin D:** Hauptquelle ist das Sonnenlicht, dieses aber wird von älteren Leuten oft weniger genutzt. Für alle, die ans Haus gebunden sind, wird wahrscheinlich eine Vitamin-D-Ergänzung erforderlich sein.
- **Folate und Vitamin B12:** Ihre Absorption ist oft niedrig, daraus kann eine megaloblastische Anämie resultieren.

Anhang D2: Wechselwirkungen zwischen Medikation, Nahrung und Nahrungsergänzungen

Die Informationen in diesem Teil sollten mit Vorsicht behandelt werden. In vielen Ländern wäre eine Empfehlung, von Anweisungen der Ärzte abzuweichen, gesetzeswidrig.

Die Einnahme von Medikamenten kann folgende Wirkungen nach sich ziehen:

- **Magenreizung:** Aspirin und nichtsteroidale entzündungshemmende Medikamente sollten nach Möglichkeit zusammen mit Nahrung eingenommen werden, um dieses Problem zu verringern.
- **Veränderung des Magen-Darm-pH-Werts:** Zum Beispiel neutralisieren Antazida (Säureblocker) die Magensäuren und reduzieren auf diese Weise die B12-Absorption.
- **Veränderung der Magen-Darm-Beweglichkeit**, sodass sich die Nahrung entweder schneller oder langsamer durch die Därme bewegt: Zum Beispiel *beschleunigen* Abführmittel die Durchlaufzeit. Aluminium, das sich in vielen Antazida befindet, wirkt entspannend auf einige Muskeln. So *verzögert* sich die Entleerungszeit.
- **Bildung unauflöslicher Komplexe** mit Bestandteilen der Nahrung; das heißt, weder das Medikament noch der Nährstoff (gewöhnlich ein Mineralstoff) werden absorbiert: Zum Beispiel binden sich Tetracycline an das Calcium in Molkereiprodukten.
- **Auswirkungen auf den Nährstoff-Stoffwechsel** und die Nährstoffverteilung: So beeinflussen beispielsweise krampflösende Medikamente den Folsäure-Stoffwechsel; Aspirin wetteifert mit Folat um Bindungsstellen an Serumproteinen.
- **Auswirkungen auf die Nährstoffausscheidung:** Zum Beispiel erhöhen Kortikosteroide die Ausscheidung von Kalium und

erhöhen die Speicherung von Natrium; Diuretika können die Ausscheidung von Natrium, Magnesium, Calcium und wasserlöslichen Vitaminen erhöhen.

- **Auswirkungen auf die Darmflora:** Zum Beispiel können Antibiotika zu einer Verminderung der gutartigen Bakterien im Darm führen, die Vitamin K produzieren.
- **Nebenwirkungen, die den Appetit entweder erhöhen oder vermindern:** Zum Beispiel können krampflösende Medikamente Durchfall verursachen und Vitamin K produzieren.
- **Noch nicht verstandene Wirkungen:** Zum Beispiel verringert Aspirin angeblich die Konzentrationen an Plasma-Vitamin-C. Es ist allerdings unbekannt, wie genau dies geschieht.
- **Steroidmedikamente** können die Absorption und die Verwertung von Calcium, Kalium, Natrium, der Proteine und der Vitamine C und D behindern.

Mögliche Wirkungen von Nahrung auf Medikamente

Einige Nahrungsmittel beeinflussen die Absorption von Medikamenten und deren Verwertung. Gewöhnlich finden Sie solche Wirkungen im Beipackzettel des Medikaments beschrieben. Beispiele sind unter anderem:

- Knoblauch kann die Medikation zur Antikoagulation und bei Diabetes beeinflussen.
- Ginkgo biloba kann die Medikation zur Antikoagulation beeinflussen.
- Grapefruit kann zur Folge haben, dass der Körper von manchen Medikamenten wie Antihistamine, Statine, Benzodiazepine *mehr* absorbiert.
- Johanniskrautextrakt kann die Wirkung der Antibabypille und des Antidepressivums Prozac beeinträchtigen.

- Alkohol hat Wechselwirkungen mit einigen Medikamenten, besonders mit jenen, die auf das Gehirn einwirken, zum Beispiel mit Schlafmitteln und antidepressiven Mitteln.
- Überreifer Käse, Essiggurken, einige Biersorten und Rotwein können MAO-Antidepressiva beeinflussen, was zu einem gefährlichen Anstieg des Blutdrucks führen kann.
- Preiselbeersaft kann den Wirkstoff Warfarin beeinflussen.

Diabetes mellitus

Hohe Dosen von Vitamin C können Probleme bei Glucosetests verursachen.

Nierenversagen

Patienten mit Nierenversagen sollten keine Calciumdosen über 1 mg pro Tag einnehmen, weil sie damit eine Hyperkalzämie riskieren; ebenso wenig Kaliumdosen über 500 mg pro Dosis, weil sie damit die Gefahr einer Hyperkalämie eingehen.

Schilddrüsenstörungen

Jod kann die Funktion der Schilddrüse beeinträchtigen und sollte nur unter medizinischer Beobachtung eingenommen werden.

Anhang D3: Reaktive Hypoglykämie

Die Langerhans-Inseln in der Bauchspeicheldrüse produzieren Insulin. Bei steigenden Blutzuckerwerten wandert das Insulin in die Leber und die Muskeln und instruiert diese, Glucose aus dem Blutstrom aufzunehmen und sie als Glycogen zu speichern. Sinken die Blutzuckerwerte daraufhin wieder, setzt die Bauchspeicheldrüse Glucagon frei. Dieses stimuliert die Zersetzung der Glycogenspeicher und ihre Freisetzung als Glucose zurück in den Blutstrom. Die Wirkungen von Glucagon und Insulin sind also entgegengesetzt. Beide Substanzen sind jedoch zusammen in der Lage, den Blutzuckerwert stabil zu halten.

Hormone	**Wirkungen**	**Blutzucker**
Glucagon	Verwandelt Glycogen in Glucose.	Hebt den Blutzucker
Insulin	Verwandelt Glucose in Glycogen, zur Speicherung. Ermöglicht der Glucose, in die Zellen einzudringen.	Verringert den Blutzucker

Die Leber setzt eine Substanz frei, den sogenannten Glucose-Toleranzfaktor. Dieser besteht – so nimmt man an – aus drei Aminosäuren (Glycin, Glutaminsäure und Cystein), plus Chrom und Vitamin B3, und unterstützt die Glucoseaufnahme in den Zielzellen. Als Reaktion auf Stress werden von den Nebennierendrüsen Adrenalin und die Gluco-Corticoide freigesetzt. Sie heben außerdem den Blutzucker im Blut, indem sie die Bauchspeicheldrüse und die Leber stimulieren. Bei niedrigen Blutzuckerwerten wird der Hypothalamus angeregt und es entstehen Hungergefühle.

Im Idealfall sollten die Blutzuckerwerte mehr oder weniger konstant bleiben, mit einem leichten Höhepunkt nach dem Essen und einem leichten Abfall bei Hungergefühlen. Leidet jemand aber an Hypoglykämie, steigt der Blutzucker nach dem Essen rapide an; danach fallen die Werte dann schnell wieder. Dadurch entstehen in der Regel Symptome wie Stimmungsschwankungen, Kopfschmerzen, Zittern, Herzklopfen, Schwitzen, übermäßige Hungergefühle oder Verlangen nach süßen Nahrungsmitteln. Werden süße Nahrungsmittel gegessen, gehen die Symptome oft vorübergehend zurück; langfristig verschärft dieses Verhalten aber das Problem. Reaktive Hypoglykämie entwickelt sich oft als Ergebnis einer Ernährung, die viele Nahrungsmittel mit einem hohen glykämischen Index enthält (siehe Seite 108). Diese dringen schnell in den Blutstrom ein und können mit der Zeit die Insulin-Glucagon-Balance durcheinanderbringen.

Es gibt verschiedene Strategien zur Unterstützung von Menschen mit Hypoglykämie. Die passende Maßnahme oder eine Maßnahmenkombination lässt sich durch Testen feststellen:

- Nahrung mit hohem glykämischem Index essen (siehe Seite 108)
- Alkohol reduzieren / ganz weglassen
- Supplementieren mit Aminosäuren, Vitamin B3 und Chrom
- Wenig und oft essen – aber nicht die Menge erhöhen, die im Ganzen gegessen wird (siehe Seite 89)
- Auf Nahrungsmittelallergien prüfen (Allergische Reaktionen können zu Schwankungen der Blutzuckerwerte führen.)
- Stress reduzieren
- Energiearbeit zur Korrektur hormoneller Ungleichgewichte

Anhang D4: Fettleibigkeit und andere Gewichtsprobleme

Die Anzahl der Adipose- oder Fettzellen erhöht sich zwischen der Geburt und dem zweiten Lebensjahr. Dann bleibt sie relativ gleich bis zur Pubertät, wenn sie als Ergebnis der hormonellen Aktivität wieder größer wird. Danach findet keine Erhöhung der *Anzahl* der Fettzellen mehr statt. Wenn jemand fettleibig wird, *vergrößern* sich die Zellen. Es gibt offenbar zwei Arten von Körperfett:

- normales Unterhautfett, das hauptsächlich dem Speichern von Energie dient, und
- braunes Fett, das überschüssige Energie verbrennt und Hitze erzeugt.

Es wird vermutet, dass manche fettleibigen Menschen relativ inaktives braunes Fett haben. Eventuell soll diese Inaktivität des braunen Fetts auf Mängel in der Ernährung zurückzuführen sein.

Funktionen von Fettgewebe

Das Fettgewebe oder Körperfett ...

- schützt vor Verlust von Wärme.
- dient als schützendes Polster rund um Organe.
- produziert Hormone wie Leptin (siehe Seite 300), Resistin, Adiponektin, Interleukin-6 und Tumornekrosefaktor-α, die wichtige Funktionen im Körper erfüllen.
- liefert im Notfall Energiereserven.

Der Body-Mass-Index (BMI)

Mit dieser Methode lässt sich feststellen, wie übergewichtig jemand ist:

BMI = Körpergewicht (gemessen in Kilogramm) geteilt durch die Körpergröße im Quadrat (gemessen in Metern)

Beispiel: BMI = 78 kg : [1,79 m x 1,79 m] = 24,3
(Die Körpergröße wird ohne Schuhe gemessen. Das Körpergewicht wird ebenfalls ohne Schuhe, aber mit Hauskleidung gemessen.)

Body-Mass-Index	**Klassifizierung**
< 20	untergewichtig
20–24,9	Stufe 0 – normal
25–29,9	Stufe 1 – übergewichtig
30 40	Stufe 2 – fettleibig
> 40	Stufe 3 – schwere Fettleibigkeit

In Großbritannien wird ungefähr ein Viertel der erwachsenen Bevölkerung als fettleibig eingestuft, in den USA ist es ein Drittel der Erwachsenen.

Das Taille-Hüft-Verhältnis (THV)

Der Bereich, in dem das Fett abgelagert wird, ist im Hinblick auf bestimmte Krankheitsgefahren von Bedeutung. Zentrale Fettleibigkeit, bei der das Fett sich im und um den Unterleib ablagert, erhöht das Risiko von Diabetes und koronaren Herzkrankheiten.

THV = Taillenumfang (cm) : Hüftumfang (cm)

Fettleibigkeit, die begleitet ist von einem hohen THV (größer als 0,9 bei Männern und 0,8 bei Frauen), wird mit einem erhöhten Risiko kardiovaskulärer Krankheiten in Verbindung gebracht.

Anders gesagt: Als Faustregel kann gelten, dass Männer mit einem Hüftumfang von mehr als 100 cm und Frauen mit Hüftmaßen von mehr als 87,5 cm anfälliger für diese Krankheiten sind als andere Menschen. Der Grund dafür ist: Fettzellen um den Magen pumpen Proteine und Hormone heraus, die die Insulinresistenz auslösen können (= verminderte Aufnahmefähigkeit der Muskel-

und Fettzellen für Insulin) – mit der daraus folgenden negativen Wirkung auf Ihre Gesundheit.

Gesundheitsprobleme bei Fettleibigkeit

Mit Fettleibigkeit sind viele Gesundheitsprobleme verbunden. Fettleibige Menschen haben ...

- ein erhöhtes Risiko für Herz-Kreislauf-Erkrankungen,
- eine geringere Lebenserwartung,
- einen erhöhten Blutdruck,
- einen erhöhten Cholesterinspiegel,
- eine verminderte Fähigkeit, sich körperlich zu betätigen und bestimmte alltägliche Aufgaben zu erledigen,
- ein erhöhtes Risiko für Gallensteine,
- ein erhöhtes Risiko für Diabetes und diabetische Retinopathie (Bei fettleibigen Frauen ist das Risiko, an Typ 2 Diabetes zu erkranken, fast um das Dreizehnfache höher als bei nicht fettleibigen Frauen.),
- ein erhöhtes Risiko für altersbedingte Makuladegeneration (AMD) der Augen,
- ein erhöhtes Risiko für Katarakte (Das Risiko, an Katarakten zu erkranken, kann bei fettleibigen Menschen doppelt so hoch sein wie bei Normalgewichtigen.),
- ein erhöhtes Risiko für Krampfadern,
- ein erhöhtes Risiko für Zwerchfellbruch,
- ein erhöhtes Risiko für Verstopfung,
- ein erhöhtes Risiko für postoperative Infektionen,
- ein erhöhtes Risiko für Osteoarthritis,
- schlechte Wundheilung,
- Rückenprobleme.

Und übergewichtige Frauen haben zusätzlich ...

- ein erhöhtes Risiko unregelmäßiger Perioden und Menstruationsschmerzen,
- ein erhöhtes Risiko für übermäßige Körperbehaarung und für Brust- und Gebärmutterkrebs.

Die Gesundheitsrisiken erhöhen sich, wenn ein Elternteil oder beide übergewichtig waren.

Zu den vorteilhaften Auswirkungen der Fettleibigkeit gehört vermindertes Osteoporose-Risiko und dass kaltes Wasser besser vertragen wird.

Mögliche Gründe für Übergewicht

Dieses Problem ist häufig sehr komplex und nicht alle notwendigen Maßnahmen liegen im Aufgabenbereich unserer ernährungsbezogenen Arbeit.

- Schwere Abhängigkeit von kalorienreicher Fertignahrung (siehe Seite 181)
- Ungünstige Auswahl von Nahrungsmitteln
- Ungünstige Essgewohnheiten, ausgelöst durch Stress, Angst, Langeweile usw.
- Insgesamt zu große Essensmenge (siehe Seite 102)
- Zu wenig körperliche Betätigung (Ein gutes Übungsprogramm hat sich vielfach als eine der besten Methoden zur Gewichtsabnahme erwiesen.)
- Niedrige Stoffwechselrate
- Ständiges Diäthalten, das den Stoffwechsel beeinträchtigt (Eine Diät mit weniger als 1000 Kalorien pro Tag kann dazu führen, dass sich der Körper an eine hungerähnliche Situation gewöhnt und die Stoffwechselrate um bis zu 40 % verlangsamt.)
- Krankheiten wie zum Beispiel Schilddrüsenunterfunktion

- Anfälle von Heißhunger – siehe Seite 303
- Proteinmangel (Protein vermittelt uns ein Sättigungsgefühl und hilft außerdem dabei, die Stoffwechselrate aufrechtzuerhalten.)
- Allergien (Sie können direkt die Schilddrüse beeinflussen.)
- Ständiger Hunger, der dadurch verursacht ist, dass der Körper nach fehlenden Nährstoffen sucht
- Missdeutung der körperlichen Anzeichen für Durst (Jemand isst, wenn er stattdessen Wasser trinken sollte.)
- Zu schnelles Essen, sodass das Bewusstsein das Gefühl der Sättigung nicht registriert, bis es zu spät ist (siehe Seite 80).
- Hormonprobleme: Jüngste Forschungen haben das Hormon Leptin als zentralen „Spieler" bei der Steuerung des Appetits identifiziert (möglicherweise über seine Wirkung auf das Neuropeptid Y). Leptin wird von den Fettzellen produziert, wenn diese Fett enthalten. Das Leptin wandert über den Blutstrom in den Hypothalamus, wo es den Appetit mäßigt. Je dickleibiger jemand ist, desto größer sind die Leptinmengen, die im Blut zirkulieren. Anscheinend ist aber bei übergewichtigen Menschen das Gehirn nicht empfänglich für die Botschaft des Leptins. Übergewichtige Menschen können auch Probleme mit anderen Hormonen haben, zum Beispiel mit GLP-1, Orexinen, Somastatin, CART usw. Mit energetischen Behandlungsmethoden lassen sich diese Probleme häufig korrigieren.
- Nach einer noch nicht bewiesenen Theorie sind Fettablagerungen ein relativ harmloser Ort zur Speicherung von Toxinen. Daher gibt der Körper das Fett nicht frei, weil er damit auch die Giftstoffe freisetzen würde. Die lebenswichtigen Organe könnten geschädigt werden, wenn die Toxine in den Blutstrom einträten.

Die Atkins-Diät

Sie ist als Diät zur Gewichtsreduktion beliebt und besteht hauptsächlich in der Aufnahme von Protein, Fett, einer begrenzten Menge an Salaten und Gemüsesorten sowie von acht Gläsern Wasser pro Tag. Sie verlangt strenge Einschränkungen bei Kohlenhydraten, Koffein und Alkohol. Nüsse, Samen und Beeren dürfen gewöhnlich nach der Einleitungsphase hinzugenommen werden.

Die Diät funktioniert durch Auslösen des Zustands der Ketose im Körper. Bei einer Ketose produziert der Körper Ketone (ähnlich dem Aceton, das als Lösungsmittel zum Beispiel in Nagellack vorkommt). Bei Ketose kann der Körper Glucose nicht als Energiequelle verwenden und ist deshalb auf Fett angewiesen. Fettsäuren werden ins Blut freigesetzt und in Ketone verwandelt. Nachweislich funktioniert die Atkins-Diät tatsächlich im frühen Stadium, wobei aber ein Teil des anfänglichen Gewichtsverlusts auf dem Verlust von Wasser und nicht von Fett beruht. Wie bei anderen Diäten auch ist die Zahl der „Aussteiger“ hoch, weil die Diät sehr restriktiv ist. Es gibt Bedenken wegen der Langzeitwirkungen der Diät, da sie wenig Mineralstoffe und Vitamine und dafür sehr viele gesättigte Fette enthält.

(Gute Informationen über diese und andere Diäten finden Sie auf dieser englischsprachigen Webseite: www.dieting-review.com)

Probleme mit Untergewicht

In ihrer extremen Form können diese Probleme zu Anorexie und Bulimie führen. Vielleicht nehmen Sie am besten dann zu, wenn Sie abwechselnd eine Diät einhalten und dann eine Menge essen. Wenn jemand eine Diät beginnt, spürt der Körper, dass ihm eine „Hungersnot“ bevorstehen könnte, und ergreift Maßnahmen zur Konservierung von Fett, indem er beispielsweise die Stoffwechselrate reduziert. Beginnt man dann wieder mehr zu essen, so erhöht sich die Stoffwechselrate nicht automatisch. Untergewichtige

Menschen können dies manchmal effektiv nutzen, um ihren Stoffwechsel zu verlangsamen.

Mögliche Gründe für Untergewicht

- Zinkmangel: Zink ist wichtig für den Geschmacks- und Geruchssinn und kann so den Appetit beeinflussen.
- Psychische Probleme wie das Fehlen einer positiven Einstellung zum Auf-der-Welt-Sein oder Konflikte beim Übergang zum Erwachsensein
- Probleme mit der Absorption von Nahrung
- Krankheiten wie zum Beispiel Zöliakie, Schilddrüsenüberfunktion, Morbus Crohn o. Ä.

Anhang D5: Anfälle von Heißhunger

Es gibt vier Hauptgründe für solche Gelüste nach Essen (auch Essattacken oder Fressattacken genannt):

- Nährstoffmängel
- Allergien
- Blutzuckerschwankungen
- Emotionale Zusammenhänge

Nährstoffmangel

Nach bestimmten Nahrungsmitteln zu verlangen kann Anzeichen eines Nährstoffbedarfs sein. Der Nährstoff befindet sich dann in dem ersehnten Nahrungsmittel, zum Beispiel kann der Mangel an Kalium ein heftiges Verlangen nach Avocados oder Bananen und der Zinkmangel eine Gier nach Sonnenblumenkernen oder Austern auslösen.

Als Benzin noch bleihaltig war, fand ich heraus, dass eine Menge Klienten, die ein Problem mit Blei hatten, besonders gern Äpfel aßen. Äpfel sind eine exzellente Quelle für Pektin, das dabei hilft, Blei aus dem Körper zu entfernen. Also, auch wenn Sie vielleicht wenig über Ernährung wissen, versucht Ihr Körper instinktiv, das Richtige zu tun.

Allergiebedingte Essattacken

Dies sind Essanfälle, die zu regelrechten Exzessen und extrem ungesunden Essgewohnheiten führen. Der Schlüssel für ein solches Verhalten kann bei den Endorphinen liegen – chemische Substanzen, die vom Körper produziert werden und Schmerzen hemmen. Diese Substanzen sind zumindest teilweise für die „Hochgefühle" von Läufern oder für das Phänomen verantwortlich, dass Soldaten auch bei schwerer Verletzung weiterkämpfen. Endorphine sind sozusagen das körpereigene Morphin. (Tatsächlich ist das Wort

„Endorphin“ abgeleitet von „endogenem Morphin“, also von Morphin, das im Körperinneren produziert wird.)

Wenngleich noch nicht völlig geklärt ist, warum Sie von Ihrem Allergen abhängig werden können, spielen Endorphine und Nahrungsmittelpartikel, die Endorphine nachahmen, dabei wahrscheinlich eine Rolle. Mehrere Studien haben nachgewiesen, dass sich die Endorphinproduktion bei allergischen Reaktionen erhöht. Außerdem können beim Zersetzen der Nahrung Proteinfragmente gebildet werden, die Exorphine genannt werden. Diese wurden zum ersten Mal 1979 von Zioudro, Straty und Klee benannt und beschrieben. Sie können sich im Körper wie Endorphine verhalten. Man nimmt an, dass bei Allergien der Körper sich an die (wohltuende) höhere Endorphinaktivität gewöhnt und daher nach dem Allergen verlangt, um diese Endorphinwerte zu halten.

Dieser Zusammenhang mit einer Allergieabhängigkeit kann auch der Grund dafür sein, dass es so schwer ist, bei einer Diät zu bleiben, und dass man scheinbar unwiderstehliche Essattacken entwickelt, die zu kontrollieren man sich nicht in der Lage sieht. Es gibt zwei mögliche Szenarios:

1. Sie reagieren vielleicht allergisch auf einige kalorienreiche Nahrungsmittel wie Schokolade oder Chips und finden es äußerst schwierig, ihren Konsum zu mäßigen, weil sie regelrecht davon abhängig sind. Sie halten Ihre Diät ein, aber der Drang, das Allergen zu essen, wird immer größer, bis Sie ihm nicht länger widerstehen können – wie einen Drogenabhängigen verlangt es Sie nach Ihrem „Stoff“. Sie schlingen die Nahrungsmittel herunter, fast ohne sie zu schmecken, und versuchen verzweifelt, das Verlangen so schnell wie möglich zu reduzieren. Wenn sich Beruhigung einstellt, erkennen Sie, wie viel Sie gegessen haben, und fühlen sich deprimiert und schuldig. Das führt dann möglicherweise zu einer weiteren Essrunde, da Sie glauben, dass Sie jetzt weiteressen können, weil Sie die Diät ja sowieso schon abgebrochen haben ...

2. Die andere Möglichkeit besteht darin, dass Sie Heißhungerattacken erleben, aber aus irgendeinem Grund verbinden Sie die Entzugssymptome nicht mit einem bestimmten Nahrungsmittel. Wenn Sie sich in dieser Weise „hungrig" fühlen, essen Sie immer weiter verschiedene Lebensmittel, ohne dass Sie sich satt und zufrieden fühlen. Sie hören erst dann auf, wenn Sie das abhängig machende Allergen essen. Die gesamte Kalorienaufnahme kann dann sehr hoch sein, auch wenn das Allergen zu einem Nahrungsmittel mit wenig Kalorien gehört (wie Salat), weil Sie ja vorher so viele andere Lebensmittel gegessen haben, ohne das „Hungergefühl" zu befriedigen.

Blutzuckerschwankungen

Für die Gesundheit ist es wichtig, dass der Blutzuckerspiegel innerhalb vernünftiger Grenzen bleibt. Dafür sorgen zwei Hormone – Glucagon und Insulin (siehe Seite 294). Die meiste Zeit funktioniert das gut, aber manchmal kann der Blutzuckerspiegel auch absinken. Ein niedriger Blutzuckerwert hat eine sehr schädigende Wirkung auf das Funktionieren des Gehirns. Da dies im Extremfall lebensbedrohlich werden kann, wird ein niedriger Blutzuckerwert vom Körper als Notsituation behandelt. Wenn der Blutzuckerwert plötzlich sinkt, fordert ein primitiver Reflex Sie also auf, sofort zu essen. Diesen Befehl zu ignorieren ist schwierig und im Allgemeinen essen Sie, was gerade griffbereit ist und eine ausreichende Menge an Kohlenhydraten enthält. Und das sind nicht unbedingt nährstoffreiche Lebensmittel. Andere Anzeichen für schwankende Blutzuckerwerte sind unter anderem Kopfschmerzen, Zittern, Panikattacken, plötzliches Schwitzen oder Angstgefühle. Die Hauptstrategien für den Umgang damit sind die folgenden:

- Vermeiden von Nahrung mit hohem glykämischem Index. Nahrungsmittel mit einem solchen Index lassen den Blutzuckerspiegel plötzlich ansteigen und dann wieder tief absinken. Das

Vermeiden von Nahrungsmitteln mit hohem glykämischem Index kann dazu beitragen, den Blutzuckerwert zu stabilisieren. Ein einziges Nahrungsmittel mit niedrigem GI bei jeder Mahlzeit hat sich nachweislich positiv auf Blutzuckerwerte ausgewirkt (nach einer Studie, die im Februar 2005 vom *British Journal of Nutrition* veröffentlicht wurde).

- Sicherstellen der zuträglichen Aufnahmemenge von Nährstoffen, die den Blutzuckerwert beeinflussen. Das Spurenelement Chrom etwa (siehe Seite 254) kann dem Körper dabei helfen, Insulin effektiver einzusetzen, und trägt außerdem zur Stabilisierung des Blutzuckerwerts bei. Gute Nahrungsmittelquellen für Chrom sind unter anderem Bierhefe, ganze Getreidekörner, Hülsenfrüchte, Nüsse und Sirup. Wenn Ihr Blutzucker aber häufiger „verrückt spielt“, sollten Sie besser eine Nahrungsergänzung mit Chrom einnehmen.

Emotionale Zusammenhänge

Viele Menschen verlangen bei Krankheit nach einem bestimmten Nahrungsmittel, weil ihre Mutter ihnen genau dieses Nahrungsmittel zu essen gab, wenn sie als Kind krank waren. Ein anderes Beispiel: Wenn Ihr Klient als Kind jedes Mal, wenn etwas sehr Stressiges passierte, oder als Belohnung für gutes Verhalten einen Riegel Schokolade erhielt, wird Schokolade weiterhin sicher eine große „Anziehungskraft“ ausüben.

*

Die hier beschriebenen Ursachen für Essattacken schließen einander nicht aus. So könnte Ihr Klient etwa sowohl nach Walnüssen verlangen, um einen Mangel an essenziellen Fettsäuren auszugleichen, als auch nach Kuchen, um einer Blutzuckerschwankung entgegenzuwirken.

Anhang D6: Candidiasis

Häufige Symptome sind:

- rektaler oder vaginaler Juckreiz
- Übelkeit
- Blähungen im Unterleib
- Reizdarm und Darmgas
- Viele weitere Symptome wie Müdigkeit, Ekzeme, postvirales Syndrom, Anschwellen der Gelenke, Asthma oder Allergien sind ebenfalls mit diesem Problem in Verbindung gebracht worden.

Die Symptome sind Ergebnis eines übermäßigen Wachstums des verbreiteten Hefepilzes Candida albicans. Candida-Organismen sind im Normalfall im Darm der meisten Menschen vorhanden und werden vom ökologischen Gleichgewicht der unterschiedlichen Darmflora in Schach gehalten. Natürlicher Antagonist der Candida ist der Lactobacillus acidophilus.

Zu den Faktoren, die das übermäßige Wachstum begünstigen, gehören:

- eine Ernährung, die viele raffinierte Kohlenhydrate enthält (besonders weißen Zucker)
- der häufige Einsatz bestimmter Medikamente (zum Beispiel Antibiotika, Steroide, orale Kontrazeptiva)

Allgemein wird angenommen, dass sich der Candida-Pilz von einer Hefe zu einer Pilzform verändern kann, wenn die Bedingungen günstig sind. Dies kann zu einer Störung der Intaktheit des Darmtrakts führen, mit der Folge dass unvollständig verdaute Proteine und Candida-Organismen in den Blutstrom wandern. Candida albicans setzt außerdem Giftstoffe frei, die das Immunsystem beeinträchtigen. Die Selbstdiagnose von Candida-Problemen ist derzeit sehr populär. Die Behandlung beinhaltet oft eine extreme Diät.

Auch wenn sie zu einem positiven Ergebnis führt, ist damit *nicht unbedingt bewiesen*, dass *Candida* das Problem war; denn die Diät schließt so viele Nahrungsmittel aus, dass auch die Entfernung eines *Allergens* zu der Besserung geführt haben könnte.
Eine ernährungsspezifische Behandlung von Candida könnte so aussehen:

- Halten Sie sich an eine Diät mit wenig Zucker und hohem Nährstoffgehalt.
- Knoblauch, Caprylsäure, Lapacho-Tee und Probiotika (etwa in Joghurt und Nahrungsergänzungen) haben sich als hilfreich gegen Candida erwiesen.
- Machen Sie eine Darmreinigung: mit Kräutern (zum Beispiel Indischer Flohsamen), Darmspülungen usw.

Anhang E: Sicherheitsempfehlungen in Bezug auf Nahrungsmittel

Viele Probleme mit Nahrungsmitteln entstehen entweder durch fehlerhafte Aufbewahrung (gewöhnlich zu Hause) oder durch unpassende Zubereitung der Nahrung.

Eine Nahrungsmittelvergiftung kann durch Bakterien verursacht sein, durch bakterielle Toxine, Viren, Mykotoxine aus Schimmel oder Pilzen, chemische Toxine (beispielsweise zu wenig gekochte Kidney-Bohnen) oder Protozoen.

- Gastrointestinale Symptome können verursacht werden durch Salmonellen, durch Campylobacter-Bakterien, Staphylokokken, Eschericchia coli, Shigella-Bakterien, Enteroviren, Rotaviren oder Parvoviren.
- Grippeähnliche Symptome können von Listeria (besonders ein Problem bei schwangeren Frauen) und Toxoplasmose ausgelöst werden.
- Neurologische Symptome sind eventuell verursacht durch Bakterium clostridium botulinum (äußerst selten) oder durch Neurotoxine in nicht durchgegarten Bohnen.

Ganz grundsätzlich sollte die Nahrung sachgemäß aufbewahrt, vor Verunreinigung, Verkeimung und Vergiftung geschützt und richtig gekocht werden. Geeignete Maßnahmen dazu sind folgende:

- Die Nahrungsmittel bedecken oder verpacken, um Fliegen und Ähnliches fernzuhalten
- Sich die Hände waschen, bevor man Nahrungsmittel anfasst
- Haustiere von den Nahrungsmitteln und von den Arbeitsflächen in der Küche fernhalten
- Koch- und Essgeschirr für Menschen von den Futter- und Trinkgefäßen für Tiere getrennt aufbewahren
- Arbeitsflächen in der Küche regelmäßig reinigen

- Unterschiedliche Lebensmittelarten getrennt voneinander aufbewahren, besonders rohes und gekochtes Fleisch
- Regelmäßig kontrollieren, dass Kühlschränke unter 5° C kalt sind und Gefrierschränke weniger als minus 18° C aufweisen
- Verfallsdaten von gekauften Nahrungsmitteln beachten
- Sicherstellen, dass Fisch, Geflügel und Fleisch vor dem Kochen vollständig aufgetaut sind und gut durchgegart werden
- Aufgetaute Nahrungsmittel nicht wieder einfrieren

Anhang F: Beispiel einer Sitzung mit einer Klientin

Die Klientin ist eine vierundvierzigjährige Frau namens Susan. Sie leidet an Asthma und trockener Haut. Sie berichtet, dass sie eine Menge Nahrungsergänzungen nehme, sich aber nicht sicher sei, ob diese gut für sie seien. Sie möchte „gesünder essen", tut sich aber schwer, sich an Regeln zu halten. Im Folgenden dokumentiere ich Ihnen die Abfolge meiner Testfragen:

Wäre es angebracht, einige Fragen über Ernährung und Nahrungsergänzungen zu stellen? – Ja.

Wäre es angebracht, das Ernährungstestmenü zum Testen zu verwenden? – Ja.

Befindet sich die erste Sache, die wir uns anschauen sollten, auf der ersten Seite? – Nein.

Befindet sie sich auf der zweiten Seite? – Nein.

Befindet sie sich auf der dritten Seite? – Nein.

Befindet sie sich auf der vierten Seite? – Ja.

Ist es ein Ballaststoff? – Nein.

Ist es ein Protein? – Nein.

Sind es Öle und Fette? – Ja.

Sind es gesättigte Fette? – Ja.

Sollte Susan ihre Aufnahme an gesättigten Fetten reduzieren? – Ja.

Gilt dies generell? – Ja.

Um wie viel – um mindestens 50 %? – Ja.

Um mindestens 60 %? – Nein.

Zwischen 50 % und 60 %? – Ja.

Müssen wir noch genauer sein? – Nein.

Gibt es noch etwas anderes, was wir im Hinblick auf gesättigte Fette bei Susan wissen sollten? – Nein.

Gibt es noch etwas, was wir uns auf dem Ernährungstestmenü näher ansehen sollten? – Ja.

Befindet es sich auf der ersten Seite? – Nein.

Befindet es sich auf der zweiten Seite? – Ja.

Geht es um Snacks? – Nein.

Ist es die Zeitplanung? – Nein.

Ist es die Nahrungsmittelqualität? – Nein.

Ist es die Aufbewahrung und die Zubereitung von Nahrung? – Ja.

Geht es um die Temperatur? – Ja.

Geht es um die Einstellungen für den Kühl- oder Gefrierschrank? – Nein.

Geht es um *alle* Nahrungsmittel? – Nein.

Geht es um ein bestimmtes Nahrungsmittel oder eine Nahrungsmittelkategorie? – Ja.

Also, ist es ein einzelnes Nahrungsmittel? – Nein.

Ist es eine Kategorie von Nahrungsmitteln? – Ja.

Wie finden wir diese Kategorie am besten? Ist es eine kulinarische Kategorie? – Nein.

Ist es eine ernährungsphysiologische Kategorie? – Nein.

Ist es eine botanische Nahrungsmittelfamilie? – Ja.

Befindet sie sich auf der ersten Seite der Liste mit den Nahrungsmittelfamilien? – Ja.

Sind es die Fungi / Schimmel? – Nein.

Gräser? – Nein.

Die Liliengewächse? – Nein.

Die Senfgewächse? – Ja.

[Ich las Susan laut alle Nahrungsmittel dieser Familie vor – sie hatte mich darum gebeten, diese für sie aufzuschreiben. Ich fragte sie, wie sie die Nahrungsmittel aufbewahre. Sie sagte mir, dass sie Wasserkresse im Kühlschrank aufbewahre, Senf und Gartenkresse auf dem Fensterbrett und Kohl in einem Kasten unter dem Waschbecken. (Andere Angehörige dieser Nahrungsmittelfamilie mag sie nicht.)

Sollten alle Angehörigen dieser Familie auf dieselbe Art aufbewahrt werden? – Ja.

Ist es ausreichend, wenn sie diese im Kühlschrank aufbewahrt? – Ja.

Gibt es noch etwas anderes, was wir im Augenblick über die Temperatur wissen sollten? – Ja.

Geht es um die Senfgewächse? – Nein.

Geht es um eine andere Nahrungsmittelfamilie? – Ja.

[Dann arbeitete ich heraus, um welche Familie es sich handelte. Nachdem dieses Thema erledigt war:]

Wäre es angebracht, jetzt noch mehr auf dem Ernährungsplan anzusehen? – Ja.

[Ich stellte wie vorher Fragen, um das korrekte Thema zu finden. Bei diesem Beispiel kam das Thema Nahrungsergänzungen auf.]

Sind es Nahrungsergänzungen? – Ja.

[Susan nahm Zink von der Firma X, außerdem von der Firma Y ein Multivitaminpräparat sowie Mineralstoffe mit Eisen, schließlich von der Firma Z die Ergänzung aus Nachtkerzenöl.]

Ist die Nahrungsergänzung mit Zink vorteilhaft? – Ja.

Müssen wir etwas daran ändern? – Ja.

Hat es mit der Menge zu tun, die sie nimmt? – Nein.

Hat es mit dem Zeitpunkt zu tun, wann sie sie nimmt? – Unklare Antwort.

Geht es darum, was sie *gleichzeitig* einnimmt? – Ja.

Gibt es also etwas, was sie vermeiden sollte, wenn sie Zink einnimmt? – Ja.

Geht es darum, dass sie gleichzeitig Tee trinkt? – Ja

[Siehe Seite 190 für den Grund dieser Frage. Wenn Sie über diese Information nicht verfügen oder sich nicht daran erinnern, können Sie auch mit systematischen Fragen zur gewünschten Antwort gelangen.]

Wenn sie also Zink einnimmt, in welchem zeitlichen Abstand sollte der Tee getrunken werden? Ist es derselbe zeitliche Abstand davor und danach? – Ja.

Ist es zumindest eine Stunde? – Ja.

Muss es mehr als das sein? – Nein.

[Ich prüfte auf Allergien, Verträglichkeit von Zink und vitale Lebensenergie – alle diese Themen waren in Ordnung.]

Gibt es noch etwas, was wir über das Zink wissen sollten? – Nein.

Ist das Multivitaminpräparat vorteilhaft? – Nein.

Ist es schädlich? – Ja.

[Ich empfahl Susan, damit sofort aufzuhören, da es sie schädige.]

Ist die Ergänzung mit Nachtkerzenöl vorteilhaft? – Ja.

[Ich prüfte auf Allergien, Verträglichkeit und vitale Lebensenergie und alles war in Ordnung.]

Gibt es noch etwas, was wir über die Ergänzung mit Nachtkerzenöl wissen sollten? – Nein.

Gibt es noch etwas, das wir über Nahrungsergänzungen wissen sollten? – Ja.

Soll Susan eine Nahrungsergänzung hinzufügen? – Ja.

Ist das eine von denen, die ich hier habe? – Ja.

Ist es eine aus *Lamberts Test-Kit*? – Ja.

Befindet sie sich in der ersten Box? – Ja.

Befindet sie sich in dieser Reihe? – Nein.

In dieser Reihe? – Ja.

[Ich fragte nach jedem Präparat in dieser Reihe und erhielt als Ergebnis: Vitamin-B-Komplex.]

Soll Susan das Präparat wie auf der Flasche beschrieben einnehmen? – Ja.

[Ich prüfte auf Allergien, Verträglichkeit und vitale Lebensenergie und all das war in Ordnung.]

Gibt es noch etwas, was wir über den Vitamin-B-Komplex wissen sollten? – Nein.

Gibt es etwas anderes, was wir wissen sollten, bevor wir aufhören? – Ja.

Geht es darum, wann wir uns das Problem erneut ansehen sollten? – Ja.

Geht es um die nächste Terminvereinbarung? – Ja.

Haben wir jetzt die Erlaubnis, aufzuhören? – Ja.

Über die Autorin

Jane Thurnell-Read war früher Hochschullehrerin für Soziologie und Management. Seit mehr als 20 Jahren arbeitet sie als professionelle Anwenderin im Bereich der Komplementärtherapien. Sie war Schülerin des Begründers der *Health Kinesiology*, Jimmy Scott, und hat mit dieser Methode bereits viele körperliche und seelische Erkrankungen behandelt, von Asthma über Allergien bis hin zu Panikattacken.

Außerdem hat sie zahlreiche Kursteilnehmer in den Vereinigten Staaten, in Belgien, Deutschland, der Schweiz und Russland sowie in Großbritannien ausgebildet. 1994 veröffentlichte sie ihr erstes Buch, *Geopathic Stress*, das bisher in sechs Sprachen übersetzt wurde. (Deutsche Ausgabe: *Wie Erdstrahlen unser Leben beeinflussen*, München: Goldmann, 1997) Drei weitere Bücher sind bereits bei VAK erschienen. Sie wurde auch durch zahlreiche Fachbeiträge über Gesundheit sowie durch Interviews in Fernsehen und Rundfunk bekannt.

Jane Thurnell-Read lebt in Cornwall. Sie betreibt eine eigene Praxis, entwickelt neue Testverfahren und schreibt weitere Artikel und Bücher. Nähere Informationen: www.lifeworkpotential.com und www.healthk.co.uk

Bei VAK erschienen von Jane Thurnell-Read:

- *Was mich gesund macht. Health Kinesiology verstehen und erleben*
- *Effektive Fragetechniken in der Kinesiologie. Präzise Ergebnisse durch präzise Fragen*
- *Energetisch kompatibel? Fehlreaktionen testen und beheben: von Allergenen bis Zahnfüllungen*

Jane Thurnell-Read:

Energetisch kompatibel?

Fehlreaktionen testen und beheben: von Allergenen bis Zahnfüllungen

Leseprobe: www.vakverlag.de

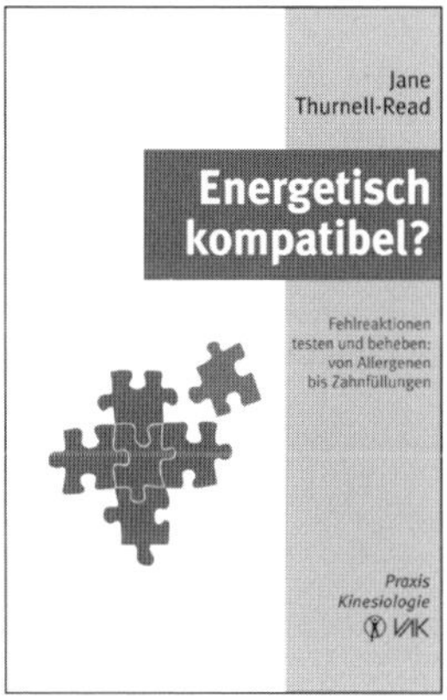

Im Alltag kommen wir mit zahllosen Substanzen in Kontakt. Manche sind der Gesundheit zuträglich, andere nicht. Mitunter ordnet der Körper eine Substanz irrtümlicherweise falsch ein. Mit dem so genannten Kompatibilitätstest kann man das überprüfen. Zeigt sich eine Fehlzuordnung, so kommt man damit möglicherweise der Ursache einer Erkrankung auf die Spur. Die hier vorgestellte Klopftechnik ermöglicht nicht nur Ursachenforschung, sondern auch Abhilfe.

80 Seiten, Paperback (15 x 21,5 cm)
ISBN 978-3-935767-55-2

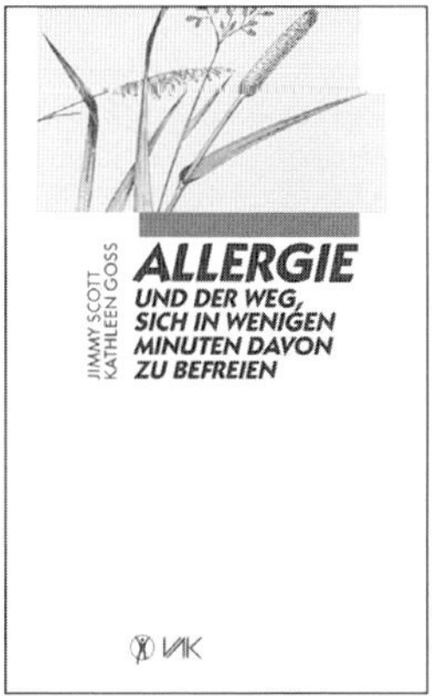

Jimmy Scott, Kathleen Goss:

Allergie

und der Weg, sich in wenigen Minuten davon zu befreien

Leseprobe: www.vakverlag.de

Mit der von Jimmy Scott entwickelten Selbsthilfemethode kann man Allergien in kurzer Zeit austesten und auflösen: durch Energieausgleich, das heißt konkret durch das Klopfen von Reflexpunkten. Gleichzeitig kann man die Verträglichkeit bestimmter Nahrungsmittel und anderer Substanzen erhöhen. Ein umfangreicher Abbildungsteil und genaue Anleitungen erleichtern die Anwendung.

232 Seiten, 47 Abbildungen, Paperback (13 x 20,5 cm)
ISBN 978-3-924077-11-2

William L. Wolcott, Trish Fahey:

Essen, was mein Körper braucht

Metabolic Typing – die passende Ernährung für jeden Stoffwechseltyp

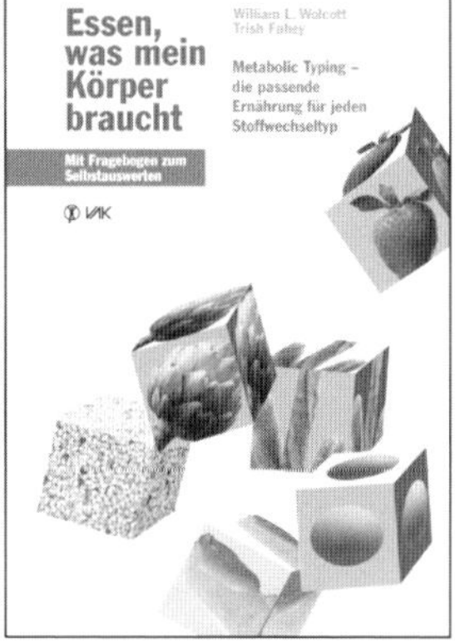

Es gibt viele Ernährungsarten, die Gesundheit und Leistungsfähigkeit versprechen. Und jede hat ihren Platz und funktioniert – nur eben nicht für jeden. Der Grund: Menschen unterscheiden sich in vielen Facetten ihres Stoffwechsels. Was für den einen gesund und leistungsfördernd ist, ist dem anderen abträglich. Diese neue Methode bestimmt die vielen individuellen Facetten des eigenen Stoffwechsel-Typs mit einem umfangreichen Fragebogen zum Selbstauswerten. So kann jeder die Ernährung finden, die ihm entspricht und die ihm gut tut.

302 Seiten, 20 Abb. u. zahlreiche Tab., Hardcover (15 x 21,5 cm)
ISBN 978-3-3-935767-08-8

Abonnieren Sie unseren Newsletter (gratis): www.vakverlag.de

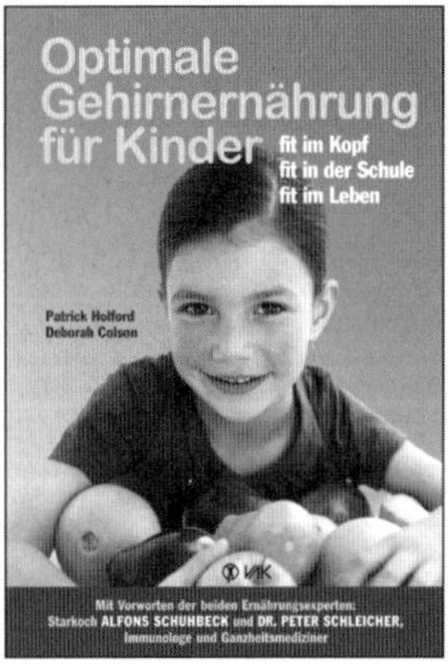

Patrick Holford, Deborah Colson:

Optimale Gehirnernährung für Kinder

Was wir essen, entscheidet über unsere körperliche und geistige Gesundheit und sogar über die Leistungsfähigkeit unseres Gehirns. Wie wichtig es ist, von Anfang an für eine „gehirnfreundliche" Ernährung zu sorgen (die auch noch gut schmeckt), wird in diesem Ratgeber eindringlich vor Augen geführt. Sogar Lern- und Verhaltensprobleme, wie Lese-Rechtschreib-Schwäche und ADHS, lassen sich mit der optimalen Ernährung sehr günstig beeinflussen.
Die bekanntesten Ernährungsexperten Großbritanniens erklären, worauf es ankommt beim richtigen Essen, geben alltagstaugliche Tipps und informieren über die Hintergründe verständlich und unterhaltsam.

296 Seiten, Paperback (16 x 22,5 cm)
ISBN 978-3-86731-020-8

Charles T. Krebs:

Nährstoffe für ein leistungsfähiges Gehirn

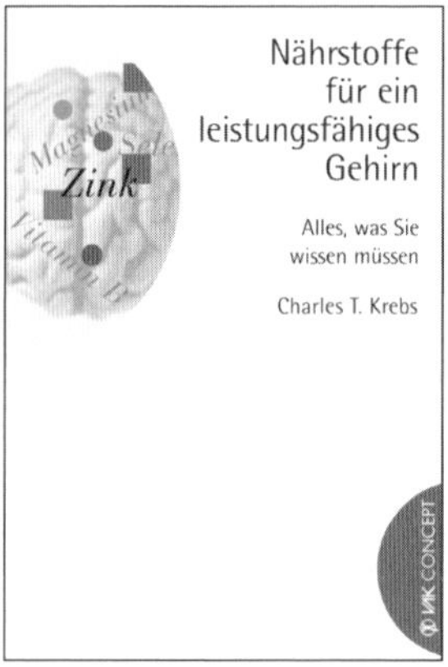

Was benötigt das Gehirn, um gut zu funktionieren und um auch in Stresssituationen Höchstleistungen erbringen zu können? Nährstoffe! Jahrelange Forschungen belegen: Alles Gehirntraining und alle Maßnahmen zur Stressreduktion bewirken wenig, wenn das Gehirn nicht optimal versorgt ist – und gerade unter Belastung steigt der Bedarf enorm. Fehlen in dieser Situation die richtigen Nährstoffe, erhöht sich der Stresslevel weiter und die Leistungsfähigkeit fällt rapide ab. Welche Nährstoffe wichtig sind und was bei Auswahl und Dosierung zu beachten ist, das bringt Dr. Charles Krebs hier auf den Punkt.

112 Seiten, 17 Abb., Paperback (15 x 21,5 cm)
ISBN 978-3-935767-47-7

IAK

Institut für Angewandte Kinesiologie GmbH

Eschbachstraße 5 · D-79199 Kirchzarten
Tel. 0 76 61-98 71-0 · Fax 0 76 61-98 71-49
info@iak-freiburg.de · www.iak-freiburg.de

Das **IAK Institut für Angewandte Kinesiologie GmbH, Freiburg**, veranstaltet laufend **Kurse** in Edu-Kinestetik®, Brain-Gym®, Touch for Health, Three in One Concepts und vielen anderen Bereichen der Angewandten Kinesiologie. Wir haben uns im deutschsprachigen Raum in über 20-jähriger Tätigkeit als die Plattform für kinesiologische **Ausbildungen** etabliert. Dank enger persönlicher Kontakte zu den Pionieren der AK ist das Institut in der Lage, ständig die neuesten Entwicklungen zu präsentieren. Unsere im Herbst stattfindenden Kinesiologie-**Kongresse** bieten willkommene Gelegenheit zu Austausch und Begegnung.

Informationen zu unseren vielfältigen Veranstaltungen können Sie unserer Homepage entnehmen: **www.iak-freiburg.de**. Gerne schicken wir Ihnen auch unser Kursprogramm zu. (Bitte mit 2 € frankierten Rückumschlag beilegen.)

Bestellen Sie unsere kostenlosen Kataloge: www.vakverlag.de